Common Contact Lens Complications:

Their Recognition and Management

콘택트렌즈 부작용의 이해와 관리

저자 Lyndon W. Jones · Deborah A. Jones

역자 마기중 · 조정곤

BUTTERWORTH HEINEMANN

도서출판 대학서림

This edition of *Common Contact Lens Complications, 1e* by Lyndon Jones & Deborah Jones is published by arrangement with Elsevier Limited.

Translated version ISBN : 978-89-8016-684-8 93510
Publication Date in Korea : November, 10, 2007

Translated by DaeHak Publishing Co.
Printed in Korea

목 차

제 2 장 콘택트렌즈 관련 부작용 / 26

역자 서문

콘택트렌즈를 성공적으로 착용하기 위해서는 먼저 선별검사를 실시하여 콘택트렌즈를 착용하는데 별다른 문제가 없으며 착용자의 욕구를 충족시킬 수 있는지 평가하고, 가장 적합한 유형의 콘택트렌즈와 관리방법을 처방한 다음 착용자가 올바르게 착용하고 관리할 수 있는 방법을 습득시켜서 가능한 부작용이 발생하지 않도록 하며, 부작용이 발생하였을 때 적절한 조치를 취하여 상태가 악화되지 않도록 하는 것이 중요하다.

그러나 콘택트렌즈를 처음 배우는 학생이나 실무경험이 풍부하지 못한 전문가는 콘택트렌즈를 착용하기에 적합한 후보자를 선별하거나 콘택트렌즈를 처방하고 조제하는 기술을 습득하는 것보다 콘택트렌즈를 착용하는 사람이 만족하지 못하거나 부작용으로 불편을 겪을 때 그 원인을 파악하고 처치하는 요령을 습득하는 것이 더 어려운 것이 사실이다.

콘택트렌즈를 처방하고 조제하는 실무에서 흔히 접할 수 있는 콘택트렌즈 관련 부작용을 이해하고 처치하는데 간단하게 참고할 수 있는 교재가 필요하며, 본 교재가 콘택트렌즈 관련 부작용을 처치하는데 간단하게 참고할 수 있는 지침서로 적합하다고 생각되어 번역하게 되었다.

본 교재를 적절하게 활용하기 위해서는 먼저 부작용 사례를 제시하는 사진을 세밀하게 살펴보고 부작용의 관찰방법, 원인, 증상과 징후 및 처치와 예후에 관한 내용을 읽어보면, 콘택트렌즈와 관련된 여러 가지 부작용의 원인과 처치방법을 쉽게 이해하고 습득할 수 있을 것으로 생각된다.

오래전부터 콘택트렌즈 교육에 관하여 많은 조언을 해주고 본 교재의 번역을 적극적으로 추천했던 쿠퍼비전 아시아 태평양지역 교육담당이사인 Tan Kah Ooi 박사님, 탁월한 영어실력으로 본 교재를 번역하는데 많은 도움을 준 을지대학교 보건대학원에 재학하고 있는 김 동필 선생, 오랜 실무 경험을 바탕으로 번역된 내용을 실무에 적합하도록 교정을 도와준 공안과 남 상훈 선생님에게 감사의 뜻을 전하며, 이 책을 집필한 Lyndon 박사님과 Derborah 교수님 그리고 이 책의 출판을 위해 많은 노력을 기울이신 대학서림의 모든 분께 감사드리며, 이 책을 접하는 독자 여러분의 관심어린 충고를 부탁합니다.

2007년 8월

역자 **마기중, 조정곤**

서 론

전 세계적으로 콘택트렌즈를 착용하고 있는 사람은 대략 8천만 명 정도로 추정된다. 이들 가운데 대부분은 아무런 문제없이 콘택트렌즈를 착용하고 있지만, 심각한 부작용을 경험하는 사람도 있다. 여러 가지 부작용은 사실상 식별하기가 어렵다. 콘택트렌즈를 처방하고 조제하는 실무자가 부작용을 유발시킬 수 있다고 가정하면, 그러한 문제점을 인식하고 상태를 완화시키기 위해 적절한 관리계획을 세우고 실행하는 것 역시 그들의 임무일 것이다. 적절한 조치를 통하여 부작용이 악화되지 않도록 방지하고, 아무런 문제없이 콘택트렌즈를 성공적으로 착용할 수 있도록 도와주어야 한다.

이 책의 주된 목적은 일상적으로 콘택트렌즈를 처방하고 조제하는 실무에서 흔히 접할 수 있는 콘택트렌즈 관련 부작용을 이해하고 관리하는데 간단하게 참고할 수 있는 자료를 제공하기 위한 것이다. 콘택트렌즈 관련 부작용을 처치하는데 간단한 지침서가 필요하다고 생각하여 본 교재를 제작하게 되었다. 몇 가지 부작용은 콘택트렌즈로 인해 직접적으로 발생한다고 볼 수 없지만, 어쨌든 부작용이 존재하게 되면 콘택트렌즈를 피팅하거나 콘택트렌즈를 성공적으로 착용하는데 영향을 줄 것이다.

이 책은 두 부분으로 구성되어 있다. 제 1 장은 세극등 현미경검사법에 대해 살펴보고, 이를 통해 각막이나 결막의 분명하지 않은 이상상태를 발견하는데 가장 효과적으로 사용할 수 있는 방법을 설명하였다. 제 2 장은 가장 일반적인 여러 가지 부작용과 그 원인을 개략적으로 설명하고, 관리방법을 명확하게 제시하였다. 이것은 콘택트렌즈와 관련된 부작용의 병인을 완전하게 이해할 수 있는 지침을 제공하는 것이 아니라, 실무자나 학생이 검사실에서 간단하게 참고할 수 있는 지침을 제공하기 위한 것이다. 보다 자세한 내용을 알기 위해서는 각각의 부작용에 대한 내용의 마지막에 제시한 참고문헌을 활용하기 바란다. 참고문헌은 일부러 최소한으로 제한했으며, 이를 통해 실무자가 부작용과 관련된 지식을 신속하게 보강할 수 있으며, 흔히 접하는 논문이나 교재의 일부를 열거하였다.

많은 전문가가 개인적으로 오랫동안 노력하여, 본 저자가 콘택트렌즈와 관련된 부작용을 이해하고 관리하는데 필요한 지식을 이해할 수 있도록 도움을 주었다. 이들 가운데 특히 중요한 3명은, 처음에는 스승이었으나 그 후에는 동료가 되었고 지금은 가장 좋은 친구로 지내고 있는 Keith Edwards, Ian Davis 그리고 Nathan Efron이다. 이들은 처음 몇 년 동안 콘택트렌즈에 대한 관심을 갖도록 큰 역할을 하고, 콘택트렌즈 착용자의 올바른 관리법이 아주 중요하다는 필요성을 이해하는데 많은 도움을 주었다.

마지막으로, 소유하고 있는 귀한 사진을 본 교재에 사용할 수 있도록 흔쾌히 기부한 많은 분에게 깊은 감사를 드립니다. 한 장의 사진이 수천 번의 말보다 더욱 확실한 설명이 될 수 있고, 이러한 유형의 교재는 콘택트렌즈 관련 부작용에 대한 좋은 사진이 필수적이다.

Lyndon and Derborah Jones

1

세극등 현미경 : 원리와 검사법

세극등 현미경은 콘택트렌즈를 착용하려는 사람의 예비검사와 콘택트렌즈 착용자의 사후관리에 필수적인 역할을 하는, 콘택트렌즈의 실무에서 가장 중요한 장비이다. 일상적으로 실시하는 눈의 검사 과정에서 세극등 현미경을 사용하는 기회가 많고 검사내용이 다양하다. 보조렌즈나 관찰방법을 적절하게 사용하여 유리체, 수정체 및 망막의 후극부로부터 거상연까지 여러 가지 부위를 검사할 수 있다. 다른 보조기구를 사용하여 전방각을 검사하고 안압을 측정하거나 각막의 감각과 두께를 측정할 수도 있다.

이 장에서는 현미경과 눈 검사에 사용되는 주요 기술을 살펴보겠다. 특히 콘택트렌즈 착용자에서 빈번하게 볼 수 있는 상태를 확인하는데 필요한 조명법과 관찰 결과를 기록하는 방법에 대하여 설명하였다.

1. 기기의 구성

기기는 서로 분리된 조명세(세극등)와 관찰세(현미경)로 구성되며, 두 시스템의 초점과 회전중심이 일치한다. 높이조절 시스템으로 조명계와 관찰계를 동시에 움직일 수 있고, 초점을 맞추거나 측면으로 움직일 때에는 조이스틱을 이용한다. 이러한 공통 조절시스템을 이용하여 세극빔을 관찰하고자 하는 지점에 빠르고 정확하게 위치시키고, 관찰계와 조명계의 초점을 동시에 맞출 수 있다.

1) 조명계

사실상 모든 세극등 제조사는 35 mm 슬라이드 투영기의 조명계와 광학적으로 거의 동일한 Koeller 조명계를 채택하고 있다[1].

- 밝은 조명시스템(대략 600,000 lux 밝기인)은 불분명한 상태를 분명하게 보이도록 하기 위해 세극등에서 가장 필수적으로 요구된다. 할로겐램프나 크세논램프는 텅스텐램프보다 비싸지만, 더 밝고 수명이 길며, 색조표현이 더 좋고 열을 적게 발생하기 때문에 더 선호된다. 저항기나 다중위치(multi-position) 스위치를 이용하여 관찰하는 부위의 가시성과 피검자가 느끼는 편안함이 적절하게 균형을 유지하도록 밝기를 조정할 수 있다.

- 조명시스템 내부의 슬릿은 경계부가 예리하게 구분되어야 하며, 다양한 방법으로 조정할 수 있어야 한다 :

  1. 슬릿의 폭이나 높이는 막대모양으로부터 원모양까지 다양한 모양으로 투영되도록 쉽게 조절할 수 있어야 하며, 이로 인해 다양한 조명법이 가능하다. 눈금이 설정된 슬릿의 폭은 병변의 크기를 측정할 때 특히 유용하다.
  2. 슬릿이 수직경선 이외에 다른 경선에서 사용될 수 있도록 램프를 회전시킬 수 있으면 유용하며, 특히 각도기 눈금이 내장되어 있으면 더욱 유용하다. 예를 들어, 소프트 토릭 콘택트렌즈가 수직방향으로부터 벗어난 회전각을 정확하게 측정할 수 있다.
  3. 조명계와 관찰계의 공통축을 분리시켜 세극빔의 위치를 변화시키거나 측면으로 이동시킬 수 있어야 한다. 조명계와 관찰계의 연결 상태를 분리시켜서 간접조명법을 쉽게 실시할 수 있다.

- 조명계에 다양한 필터가 내장되어 있으며, 이러한 필터는 특정 조건에서 가시성을 증가시키기 위해 사용된다.

  1. 녹색(적색 차단) 필터 – 각막과 홍채의 신생혈관을 관찰할 때 대비(contrast)를 증가시키기 위해 사용한다. 녹색필터를 통해 붉은 혈관을 관찰하면 검게 보인다. 덧붙여, 각막과 결막을 로즈벵갈로 염색했을 때 선명도를 증가시키기 위해 사용하기도 한다.

2. 중회색농도(Neutral density ; ND) 필터 – 빔의 밝기를 감소시키고 피검자의 편안함을 증가시키기 위해 사용한다.
3. 편광 필터 – 불필요한 경면 반사를 제거하며, 불분명하게 보이는 결손의 선명도를 증가시키기 위해 사용할 수 있다.
4. 확산 필터 – 조명부위를 넓은 범위로 확산시키며, 낮은 배율로 안구의 표면을 전반적으로 관찰할 수 있도록, 넓고 초점이 맺지 않은 조명을 제공하는데 사용된다.
5. 코발트 블루 필터 – 이 필터의 주된 용도는 안구 표면의 상태를 검사하기 위해 플루레신이 형광을 띠도록 만드는 것이다. 460~490 nm의 코발트 블루 광선으로 플루레신을 비추면 520 nm의 녹색광이 만들어진다. 손상된 부위가 있으면 플루레신이 흡수되어 전반적인 청색배경에서 녹색 형광부위가 드러난다(그림 1.1). 이 필터는 가끔 원추각막을 진단하는데 도움이 되도록 사용된다. 이러한 각막확장증에서는 원추 기저부의 기질 내부에 고리 모양으로 철이 침착되어 형성되는 플라이셔고리(Fleischer's ring)가 빈번하게 관찰된다. 백색광선으로는 철 색소를 관찰하기 어렵지만, 코발트 블루 필터를 사용하면 대비가 증가하여 쉽게 관찰할 수 있다.

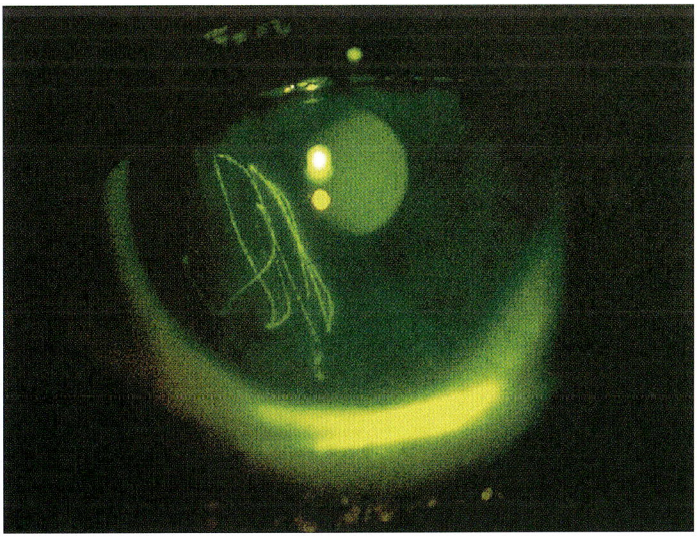

그림 1.1 하드렌즈 밑의 이물질이 움직이면서 각막을 손상시킨 자국. 긁힌 부위가 플루레신을 흡수하여 분명하게 보인다.

6. 황색(Kodak Wratten No. 12) 필터 - 이 필터는 조명계에 내장되어 있지 않고, 관찰계 앞부분에 놓이는 일종의 장벽(barrier) 필터이다. 녹색 형광은 투과시키지만 각막표면으로부터 반사된 청색광을 차단시키기 때문에, 코발트 블루 필터로 관찰되는 모든 형광염색의 대비를 크게 증가시킨다[2,3]. 특정 세극등에서는 별도로 주문하여 황색필터를 구비할 수 있다(그림 1.2). 두꺼운 종이와 황색필터(Lee filter No. 101)를 사용하여 저렴한 휴대형 황색필터를 만들 수 있으며, 표 1.1에 제시한 업체로부터 쉽게 구입할 수 있다.

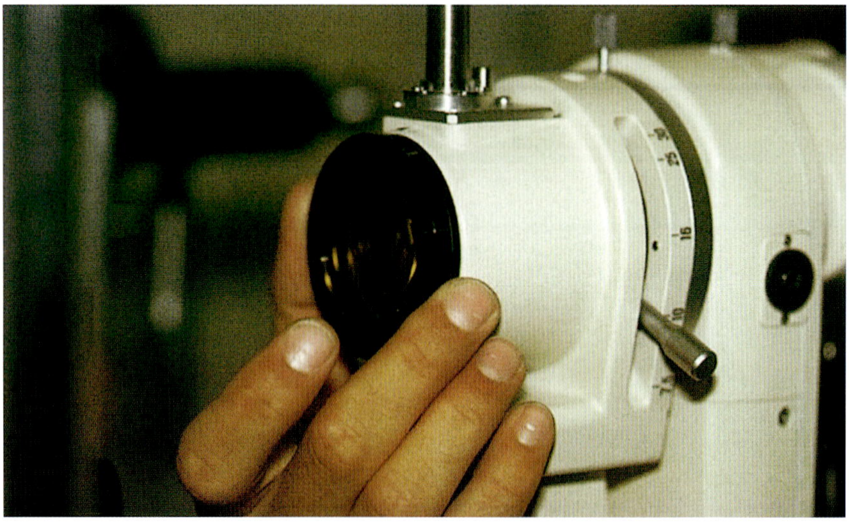

그림 1.2 Nikon FS3 슬릿램프에 장착된 장벽필터. 뒤쪽에 Zoom 배율계의 배율 조정용 슬라이더가 분명하게 보인다.

표 1.1 황색 필터 구입처

회 사	주 소	전화번호	팩 스
Lee filters, 영국	Central Way, Walworth Industrial Estate, Andover Hants SP10 5AN, UK	01264 366245	01264 355058
Lee filters USA	2237 North Hollywood Way, Burbank CA 91505 USA	818 238 1220	818 238 1228
John Barry Group Pty Ltd	1 McLachlan Way, Artamon, NSW 2064, Australia	612 9439 6955	612 9439 2375

2) 현미경

슬릿램프의 두 번째 필수 요소는 눈의 상을 선명하게 보여주며 검사자가 관찰하려는 조직을 볼 수 있도록 적절한 배율을 갖는 관찰계이다. 배율은 중요하며, 슬릿램프는 접안렌즈를 교체하거나 다양한 배율을 갖는 대물렌즈를 이용하여 40×까지 배율을 제공할 수 있어야 한다[1]. 보통 이보다 더 높은 배율이 필요하지 않으며, 배율이 높으면 오히려 생리적인 안구움직임으로 상이 움직여 관찰하기 힘들기 때문에 비효율적일 수가 있다. 접안렌즈를 교체하지 않고 세 개 이상의 대물렌즈로 배율을 쉽게 바꿀 수 있는 것이 유리하다. 줌 배율계는 검사자가 배율을 바꾸는 동안 관찰하고 있는 상을 놓치지 않고 특정한 조직에 초점을 맞출 수 있는 추가적인 장점이 있다.

확대된 상은 선명해야 하고 광학계의 성능이 우수한 슬릿램프를 선택하는 것이 중요하다는 점은 아무리 강조해도 지나치지 않다는 것을 명심해야 한다. 이상적으로 현미경은 해상력이 우수하고 피사체 심도가 양호해야 한다. 하지만, 이러한 요소는 반비례 관계를 가지므로 적절하게 절충점을 찾아야 한다. 상의 해상도가 가장 중요한 요소이며, 다음과 같은 요인에 의해 현미경의 개구수(numerical aperture ; NA)가 결정된다[4] :

- 대물렌즈의 직경 - 클수록 좋지만 직경이 클수록 주변부 수차가 발생한다.
- 검사거리 - 짧을수록 좋지만 검사거리가 짧아져서, 현미경과 피검자의 눈 사이에 보조렌즈나 다른 장치를 끼워야 하는 문제점이 있다.
- 대물렌즈와 눈 사이 매질의 굴절률 - 높을수록 좋지만, 피검자와 현미경 사이에 굴절률이 높은 액체를 놓을 수 없다.
- 빛의 파장 - 짧을수록 좋지만, 눈의 색조표현과 관련된 특성에 영향을 줄 수 있다.

2. 조명법 및 관찰법

장비를 효율적으로 활용하기 위해서는 슬릿램프로 할 수 있는 모든 조명법을 터득하는 것이 필수적이며, 광범위한 기술을 자유자재로 사용하기 위해서는 충분한 연습이 중요하다. 실제로 한 부위를 관찰하는 과정에서 여러 가지 조명법이 동시에 사용되기 때문에, 관찰법을 따로따로 분리하는 것은 실용적이지 못하다. 따라서 경험이 많은 검사자는 세극등을 물리적으로 조정하지 않고 유용한 정보를 얻을 수 있다. 입사광선에 의해 형성되는 광학적 효과는 반사나 산란 또는 흡수가 각기 다른 정도로 발생하기 때문에, 조명된 조직과 조직의 투명도에 따라 다르다는 점을 명심해야 한다.

이 절에서는 3가지의 주요 조명법을 위한 이상적인 설치상태를 간단하게 설명하겠다.

1) 확산조명법(Diffuse illumination)

젖빛유리필터를 슬릿램프의 초점을 맺은 빔의 앞에 놓는다. 이 필터가 빔의 초점을 퍼트리고 빛을 확산시켜서 시야 전체를 넓고 고르게 조명시킨다. 이 필터는 일반적으로 눈의 앞쪽 부위(anterior segment)를 낮은 배율로 관찰할 때 사용된다(그림 1.3 및 1.4). 전형적으로 소프트콘택트렌즈의 피팅상태, 콘택트렌즈의 침전, 외안검의 이상여부 및 전반적인 결막의 외형 등을 관찰할 때 사용된다.

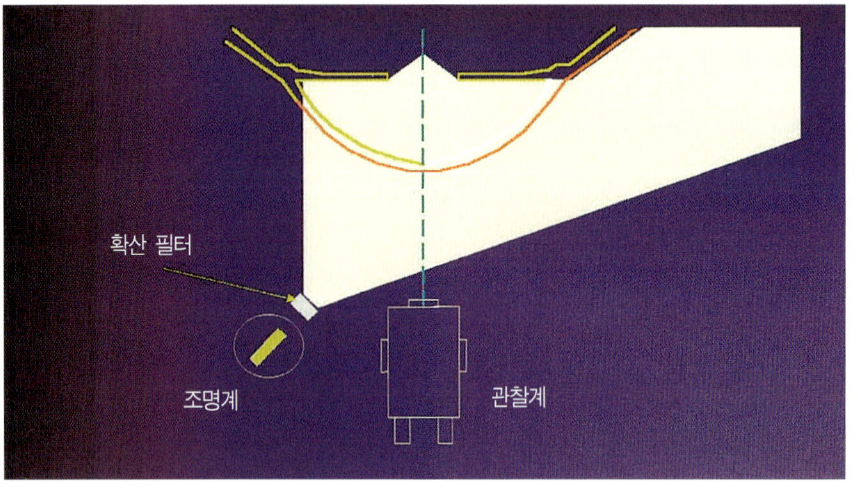

그림 1.3 확산조명법의 구조도

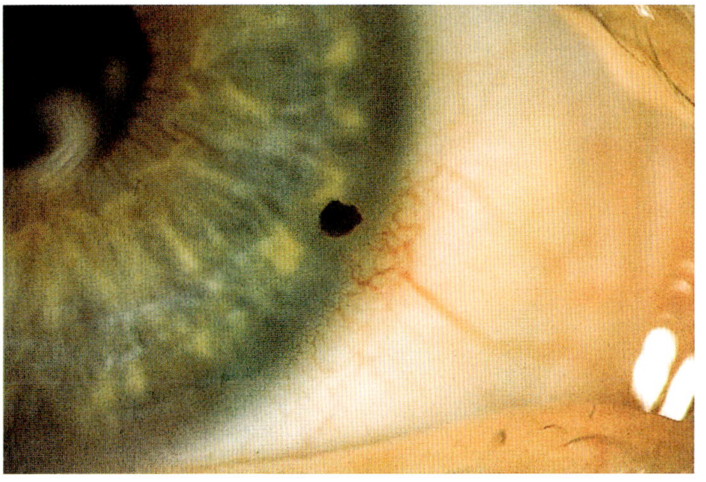

그림 1.4 각막에 박혀있는 금속 이물질을 확산조명으로 관찰하는 모습. 이러한 방법으로 이물질의 깊이를 확인할 수는 없다.

2) 직접초점조명법(Direct focal illumination)

슬릿빔과 관찰계가 동시에 초점을 맺는 모든 조명법을 말한다. 조명된 빔을 최대한 밝게 하고(단, 피검자가 편안한 상태를 유지할 수 있는 범위에서), 현미경의 축과 40~60°를 이루면서 관찰하려는 각막의 단면을 지나도록 위치시킨다. 조명빔이 안구 표면을 천천히 훑고 지나가도록 움직여서 각막의 중앙부에 이르면, 조명빔을 현미경의 축을 중심으로 반대쪽으로 회전시킨다. 전형적으로 빔의 폭을 처음에는 2~3 mm로 조정하여, 특이한 부위가 발견되면 빔의 폭을 감소시킨다. 처음에는 낮거나 중간 정도의 배율을 선택하여 안구 표면을 훑고 지나가다가, 특이한 부위가 관찰되면 배율을 증가시킨다.

평행육면체(Parallelepiped) 조명법

위에서 설명한 조건으로 세극등의 조명계와 관찰계를 설치했을 때, 0.5~2.0 mm 폭의 조명빔으로 안구표면을 훑어 볼 수 있다(그림 1.5). 이 상태에서 각막이나 주위 조직 내에 있는 어떤 물체의 위치와 넓이 및 폭을 평가할 수 있다(그림 1.6). 이 관찰법이 가장 일반적으로 사용되는 직접조명법이며, 예를 들어 각막반흔, 침윤 및 각막 스테이닝 등을 평가할 때 사용한다.

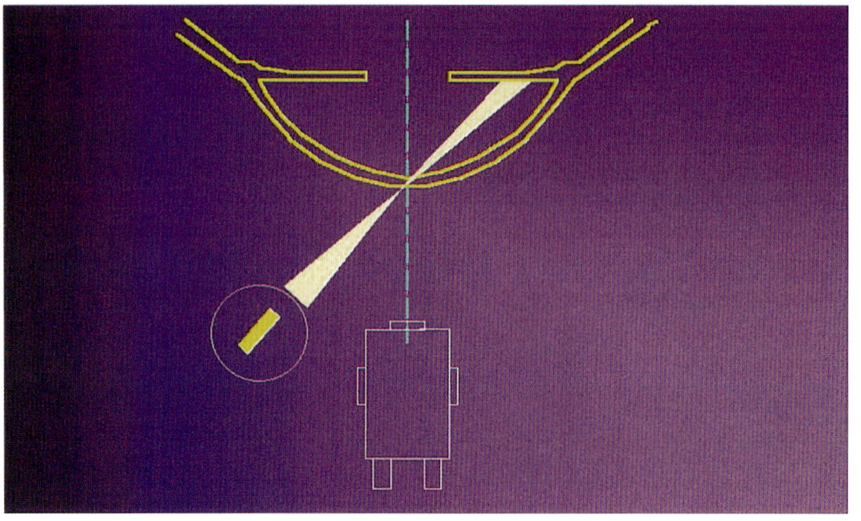

그림 1.5 평행육면체(parallelepiped) 조명법의 개요

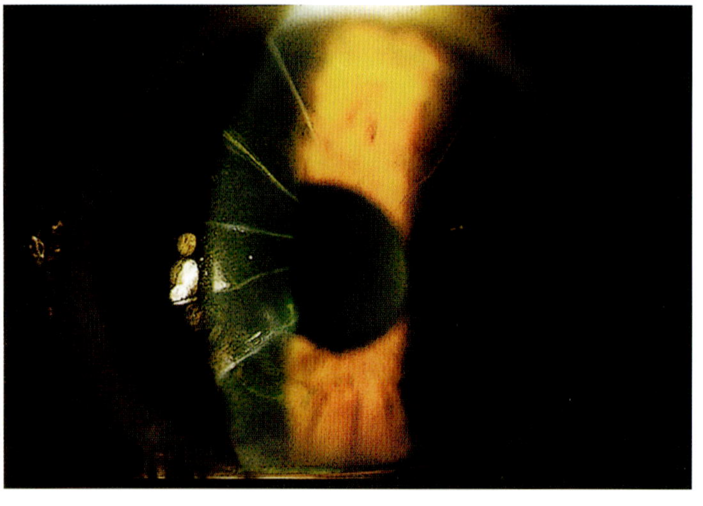

그림 1.6 방사상 각막절개술(radial keratotomy)에 의한 반흔을 폭이 넓은 평행육면체 조명법으로 관찰하는 모습. 이 방법으로는 절개의 깊이를 판단할 수 없다. 또한 홍채로부터 반사된 빛이 있는 직접조명빔의 우측 부위에서는 반흔이 보이지 않는다. (사진제공 : Rosaline Robinson)

광학절편(Optic section)

특이한 부위나 물체가 발견되면, 각막조직이 횡단면으로 보이도록 조명빔의 폭을 대략 0.2 mm로 좁힌다. 이렇게 하여 각막의 내부에 있는 이물질의 깊이를 정확하게 평가할 수 있다(그림 1.7). 광학절편 조명법은 전형적으로 이물질의 깊이와 각막반흔의 위치(그림 1.8)를 평가하고, 스테이닝 부위의 내부 조직이 파여 있는지, 평평한지 아니면 튀어나와 있는지를 확인하는데 사용된다.

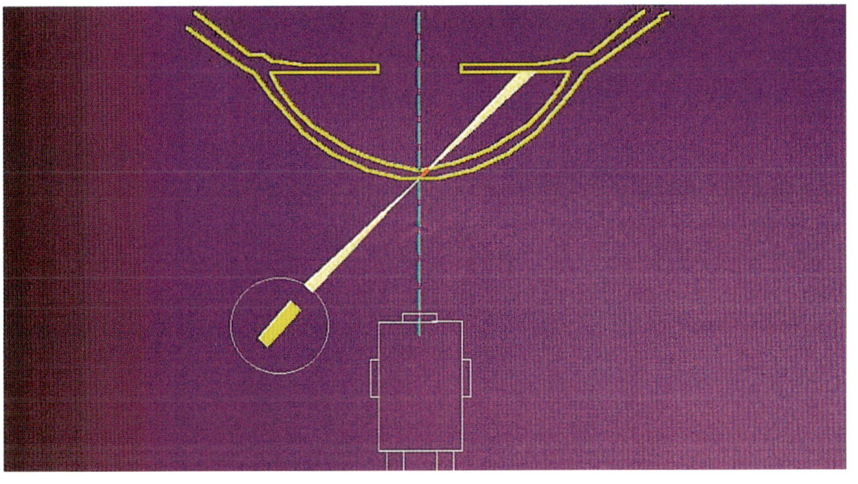

그림 1.7 광학절편(Optic section) 조명법의 개요

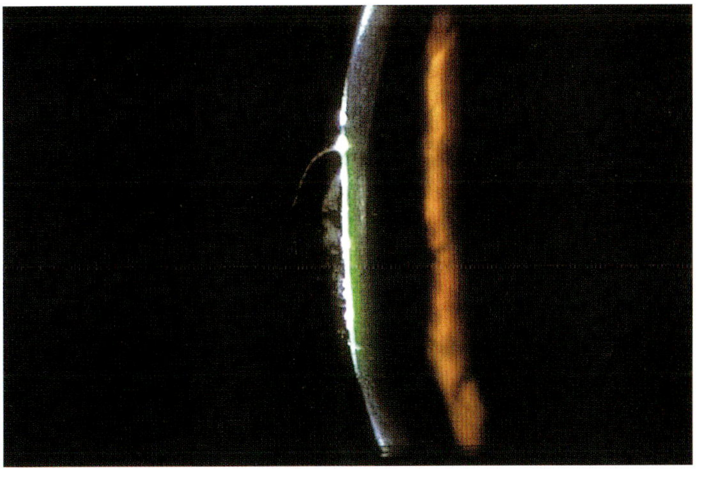

그림 1.8 각막반흔의 광학절편(Optic section). 이 조명법으로 반흔의 위치를 분명하게 찾을 수 있으며 각막의 중심부가 얇아진 모습을 관찰할 수 있다. (사진제공 : Desmond Fonn)

사광선조명법(Oblique illumination)

콘택트렌즈와 관련된 실무에서는 자주 사용되지 않지만, 상당히 유용한 기술이다. 이 방법은 평행육면체(parallepiped) 조명법을 얻도록 설정한 다음, 조명계와 관찰계 사이의 각이 90° 에 가까워질 때까지 조명계를 관찰계로부터 멀어지도록 이동시킨다. 조명빔이 관찰하려는 물체를 스쳐 지나갈 때까지 조명축을 조정한다. 튀어나온 부분이 있으면 그림자를 만들게 되므로, 이 방법은 특히 홍채구조물 내부의 미세한 결함이나 상피의 미세한 변화를 관찰하는데 유용하다.

원추빔(Conical beam)

이 방법은 전포도막염(anterior uveitis)에 의해 전방에 염증 세포나 단백질과 같은 번쩍거리는 부유물이 있는지 여부를 평가할 때 주로 사용된다. 평행육면체의 넓이가 대략 1 mm가 되도록 좁히고, 조명계 내부에 구경을 장입하여 빔의 높이를 1~2 mm 정도로 낮추고 모든 실내조명을 끈다. 관찰계의 초점을 수정체 전면으로부터 각막으로 변화시키면서 낮거나 중간 배율로 전방을 훑어본다. 염증이 있는 세포는 전방에서 하얗거나 노란 입자처럼 보인다[5].

경면반사법(Specular reflection)

이 조명법은 평행육면체 조명법을 변형시켜 안축을 중심으로 조명빔의 입사각과 관찰계의 축이 이루는 각을 동일하게 조정한다. 전형적으로 40~50° 의 입사각에서 조명빔이 전안부의 매끄러운 표면에서 반사되어 거울처럼 반사상을 제공한다(그림 1.9). 이러한 반사상은 굴절률이 다른 경계면에서 발생한다. 이 조명법은 전형적으로 내피세포(그림 1.10), 눈물층의 질, 수정체 전면의 오렌지 껍질모양의 형상 및 콘택트렌즈 전면의 습윤성 등을 관찰할 때 사용된다. 배율 40×에서도 각막 내피세포를 관찰할 수 있지만 너무 작아서 임상적으로 개략적인 판단만 가능하다는 점을 인식할 필요가 있다.

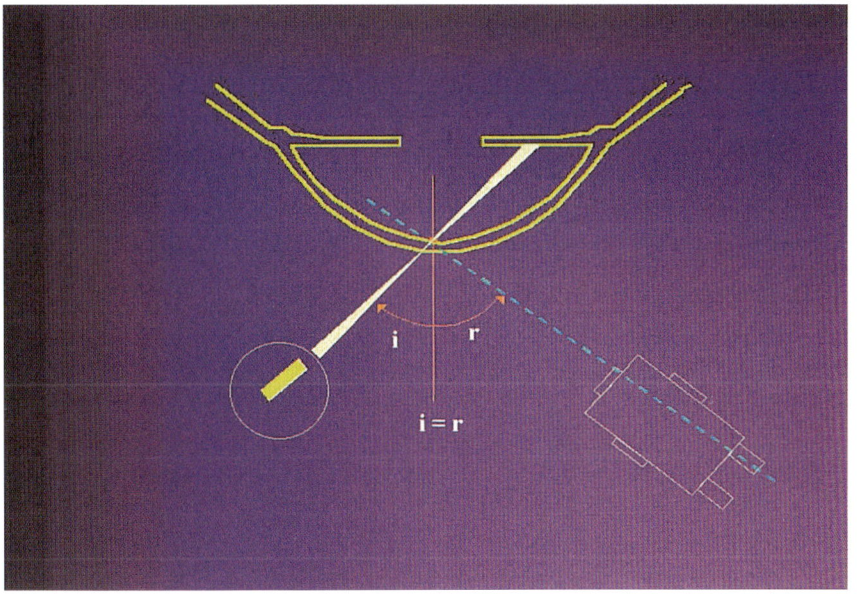

그림 1.9 경면반사 조명법의 개요

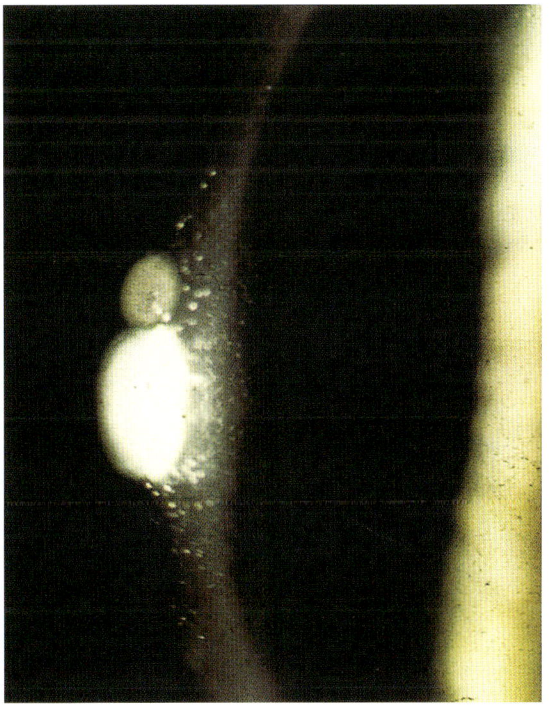

그림 10 경면반사 조명법으로 내피 방울모양 병변(endothelial guttata)을 관찰하는 모습. 경면반사상의 우측에서 선명하게 관찰된다.

3) 간접 조명법(Indirect illumination)

관찰계의 초점과 조명빔의 초점이 일치하지 않도록 하는 조명법이다. 조명축과 관찰축을 분리시켜서 조명축을 관찰축으로부터 이탈시킨다. 하지만, 경험이 많은 검사자는 관찰하려는 부위와 인접한 곳을 직접 조명시키고, 직접 조명된 부위의 옆으로 관심있는 부위를 관찰할 수 있다.

아래에 설명되는 것처럼 여러 가지 특수한 조명법을 사용할 수 있다.

공막산란(Sclerotic scatter)

이 기술은 각막중심부부종(Central corneal oedema)처럼 넓은 부위에 발생하는 각막투명도의 경미한 변화상태를 조사하는데 사용된다. 조명계와 관찰계가 45~60° 정도를 이루는 평행육면체 조명법으로 조정하고 관찰계의 초점을 각막 중앙에 맞춘다. 조명축과 관찰축을 분리시켜서 조명빔이 각막에서 전반사가 일어나도록 각막윤부에 입사시키면 각막윤부가 전체적으로 밝은 고리 모양으로 빛난다(그림 1.11). 각막반흔과 같은 비정상적인 부위가 있으면 빛의 진행을 방해하여 어두운 각막을 배경으로 밝은 반사상을 만들 것이다(그림 1.12).

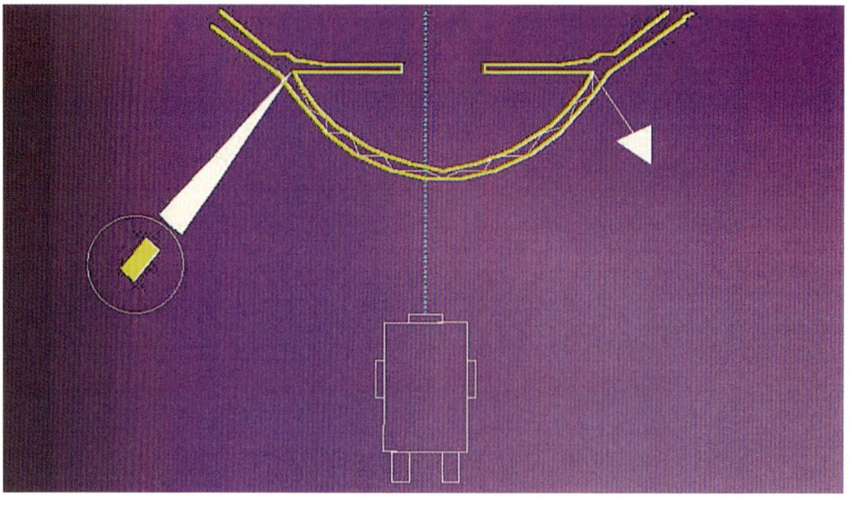

그림 1.11 공막산란 조명법의 개요

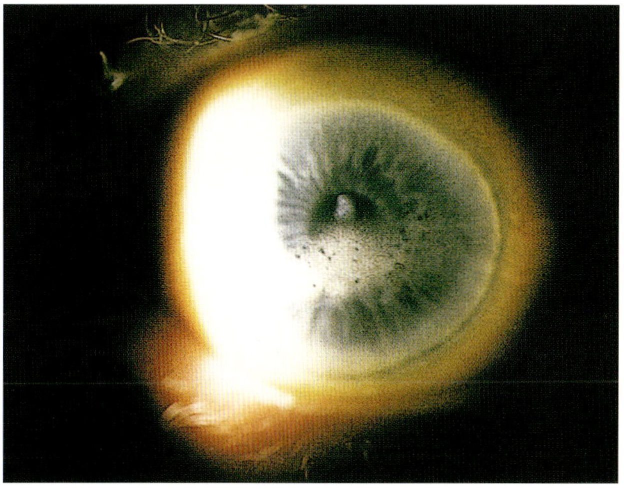

그림 1.12 공막산란 조명법에 의해 띠모양 각막병증(Band keratopathy)이 관찰되는 모습. 이 방법으로 각막병증이 확산된 부위를 분명하게 확인할 수 있다.

역 조명법(Retro illumination)

이것은 빛이 홍채나 수정체 전면 또는 망막으로부터 반사되도록 하는 방법이며, 앞쪽에 위치하는 조직을 후방으로부터 조명시키기 위해 사용한다. 조명계와 관찰계의 일치 여부에 따라 관찰하려는 부위를 밝은 배경(직접 역조명 ; 그림 1.13)이나 어두운 배경(간접 역조

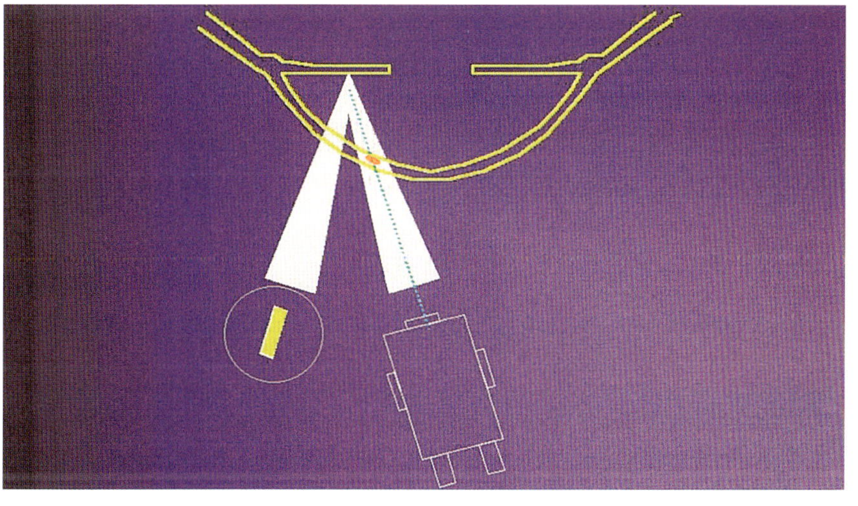

그림 1.13 직접 역조명법(direct retro illumination)의 개요

명 ; 그림 1.14)에서 관찰할 수 있다. 가장 일반적인 방법은 각막의 혼탁부위가 밝은 배경에서 어둡게 보이도록 하는 직접 역조명법(direct retro illumination)이다. 이 방법은 특히 상피 미세낭포, 혈관신생, 반흔, 변성 및 이상증 등을 관찰하는데 유용하다(그림 1.15).

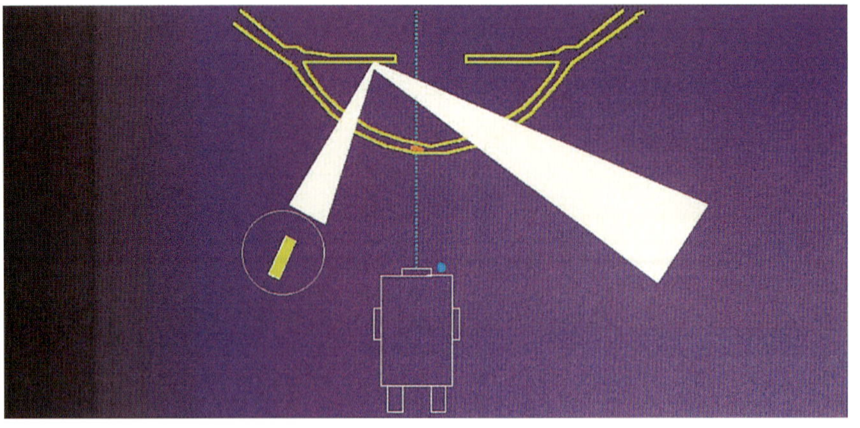

그림 1.14 간접 역조명법(Indirect retro illumination)의 개요

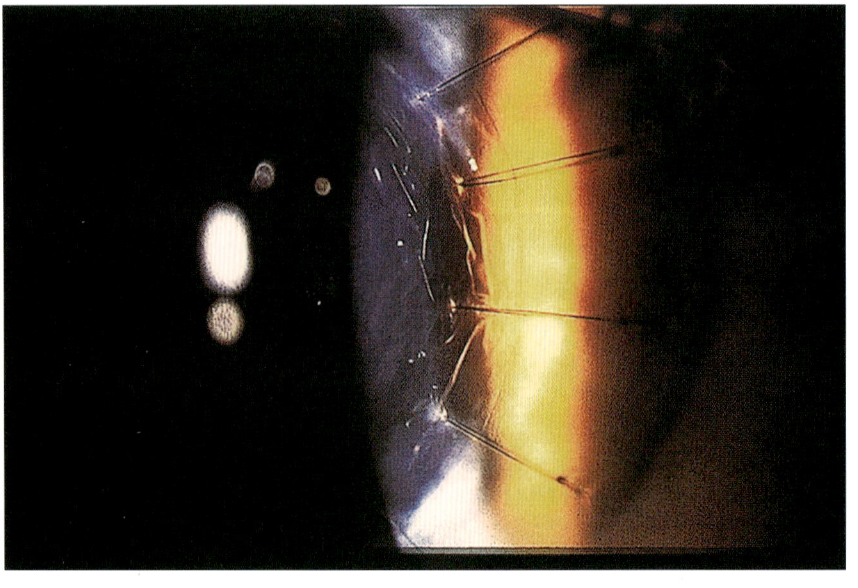

그림 1.15 천공성 각막이식술(Penetrating keratoplasty)을 받은 사람의 봉합선을 세극등으로 관찰하는 모습. 봉합선과 각막의 주름진 모습이 홍채로부터 반사된 빛에 의해 간접조명으로 관찰된다.

3. 세극등 검사법

모든 눈검사와 마찬가지로 검사자는 논리적이고 체계적이며 일관된 방법으로 모든 평가 항목이 포함될 수 있는 검사법을 개발해야 한다. 세극등을 이용한 눈검사는 여러 가지 조명 기법이 필요하며, 검사자가 조명법을 정확하게 사용할 수 있는지 여부에 따라 전안부(anterior segment)의 상태를 발견하고 진단할 수 있는 능력이 달라진다. 검사 순서는 검사자에 따라 달라질 수 있다. 보통 저배율과 확산조명을 사용하여 전반적으로 관찰하고, 더 자세하게 관찰하기 위해 특수한 조명법과 높은 배율을 사용한다.

아래에 설명하고 있는 전형적인 검사 순서는 한 부위로부터 다른 부위로 자연스럽게 이동시킬 수 있도록 제시하였지만, 검사자에 따라 각자 취향에 맞게 변화를 시도할 수 있다.

1) 전반적인 관찰 : 저배율, 넓은 확산 조명

처음에는 낮은 배율과 넓은 확산 빔을 사용하여 전안부와 부속기관을 여러 번 훑으면서 검사를 시작해야 한다. 안검연과 눈썹은 눈꺼풀테염증(Marginal blepharitis)이나 다래끼(Hordeolum)의 징후가 있는지 검사하고 안검을 살짝 비틀어서 마이봄선이 막혔는지 평가해야 한다. 그런 다음 구결막을 관찰하면서 검열반이나 군날개처럼 이상증상이나 충혈 여부를 평가한다. 마지막으로 상하 검결막을 관찰하면서 충혈이나 난포 또는 유두가 존재하는지 확인한다.

2) 각막과 윤부 검사 : 중간 배율, 빔의 폭은 2 mm 정도

확산필터를 제거하고 공막산란조명을 이용하여 각막에 혼탁이 있는지 개략적으로 검사한다. 조명계와 관찰계를 다시 결합시키고 각막 전체를 여러 번에 걸쳐 훑어보면서 검사한다. 그런 다음 윤부의 혈관상태를 관찰하면서 생리적으로 허용되는 정도(혈관이 투명한 각막을 덮고 있는 상태)인지 평가하고, 신생혈관(혈관이 투명한 각막으로 자라 들어가는 상태)과 정밀하게 구별해야 한다. 혈관은 직접조명(Direct illumination)과 간접역조명(indirect retro illumination)으로 관찰할 수 있으며, 각막의 조명된 부위 옆을 통하여 볼 수 있다. 윤부를 관찰한 다음 평행육면체 조명법을 사용하여 각막을 개략적으로 관찰하면서 이상상태가 있는지 검사하고, 각막을 자세하게 관찰하려면 빔의 폭을 좁히고 배율을 증가시킨다.

3) 각막 검사 : 고배율, 좁은 빔

각막의 특정 부위를 세밀하게 검사하기 위해서는 높은 배율의 광학절편 조명법(optic section)을 이용하여 각막을 가로지르면서 관찰한다. 이 때 여러 가지 조명법을 동시에 사용할 수 있다. 데스메막의 주름이나 기질의 수직선조(striae) 및 미세한 혼탁상태를 관찰하기 위해 직접조명을 사용하고, 덧붙여 역조명을 사용하여 미세낭포의 유무를 관찰하고, 경면반사조명법을 사용하여 내피와 눈물층을 관찰한다.

4) 염색검사(Staining examination)

콘택트렌즈를 처방하고 사후관리를 위한 검사[6]와 피검자가 눈의 건조감으로 불편을 호소할 때 여러 가지 염색법을 사용하여 각막을 검사한다. 스테이닝 검사를 하지 않고 콘택트렌즈 착용자의 사후관리를 완전하게 실시할 수 없다. 플루레신(Sodium fluorecein)은 손상된 상피조직을 염색시키는 생체염료이며 각막의 건강상태를 평가할 수 있는 가장 좋은 방법이다. 로즈벵갈(Rose bengal)은 점액 및 세포 구성분과 결합하는 플루레신의 요오드 유도체이다. 이것은 각막 표면에 있는 변성된 세포와 결합상태를 보이므로, 건성안의 진단에 유용하다. 리사민그린(Lissamine green)은 로즈벵갈과 비슷한 양상을 갖지만 투여할 때 자극이 없는 비교적 새로운 생체염료이다.

세극등 검사법에 대한 더욱 자세한 내용은 Morris와 Stone[7-9], Chauhan[4] 및 Veys와 Davies[10]의 기고문을 참고하기 바란다.

4. 임상검사 결과의 기록법

검사를 실시하는 것 못지않게 검사 결과를 기록하는 것이 중요하다. 법에서는 어떠한 행위가 기록되지 않으면, 사건이 일어난 것으로 간주하지 않는다. 따라서 검사자는 관찰 결과를 기록하고 정량화하도록 노력해야 한다. 검사결과가 성공적으로 사용되기 위해서는 검사법의 재현성과 신뢰도를 보장하는 것이 매우 중요하다. 검사자는 임상적인 결정을 내리기 위해 항상 세극등 검사결과를 기록한다. '받아들일 수 있는(acceptable)', '약한(slight)', '울퉁불퉁한(bumpy)' 또는 '매끄러운(smooth)' 등과 같은 서술적인 용어를 사용하여 검사

결과를 기록하는 것은 너무 주관적이어서 검사자 사이에 그리고 시간이 지남에 따라 편차가 발생할 수 있다. 임상적인 검사결과에 대한 변화가 정확하게 확인되기 위해서는 적합한 시스템이 사용되어야 한다.

한 가지 방법은 관찰하는 대상의 물리적인 크기를 측정하는 것이다. 예를 들어, 각막으로 혈관이 침투한 상태를 접안렌즈에 표시된 눈금을 사용하여 기록할 수 있다. 일부 세극등 제조사는 주문에 의해 눈금이 새겨진 접안렌즈를 생산하지만, 가격이 비싼 편이다. 한 가지 대안은 세극등과 함께 제공되는 여분의 접안렌즈를 수치 측정이 필요할 때 사용할 수 있도록 눈금이 새겨진 접안렌즈로 바꾸는 것이다(그림 1.16). 이러한 여분의 접안렌즈는 표 1.2에 열거된 것을 포함하여 여러 제조사로부터 눈금이 새겨진 것을 구입하여 비교적 저렴하게 바꿀 수 있다.

어떤 상태는 간단하게 측정할 수 있다. 예를 들어 기질의 수직선조나 상피미세낭종의 진행은 물리적으로 숫자를 세어 추이를 관찰할 수 있다. 하지만 세극등을 통한 관찰은 대부분 숫자를 세거나 계산하는 것이 아니다. 숫자를 측정할 수 없는 형상을 기록할 때 가장 신뢰할 수 있는 방법은 임상적인 관찰 결과를 등급으로 기록하는 것이다[11]. 각각의 관찰결과

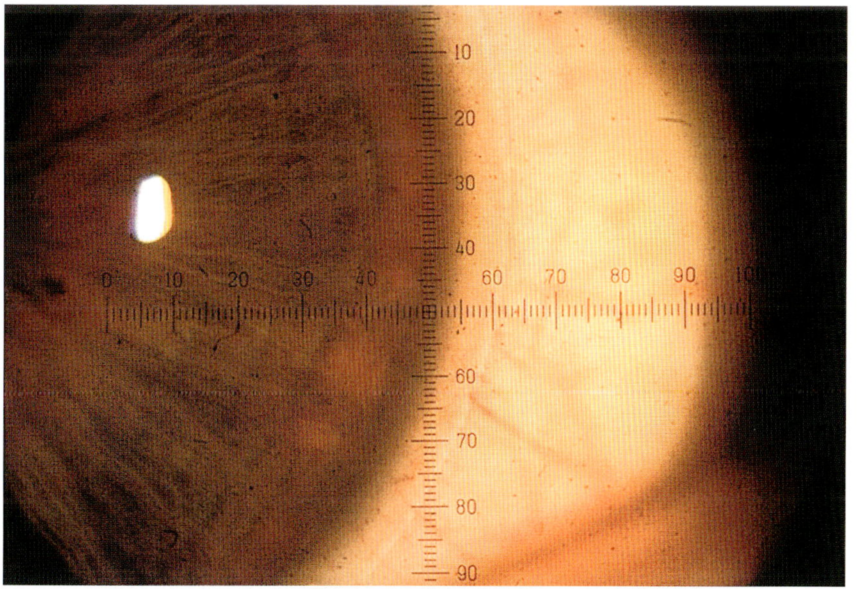

그림 1.16 눈금이 새겨진 접안렌즈를 사용하여 소프트 콘택트렌즈의 움직임과 직경을 측정하는 모습.

는 임상적인 관찰결과를 기초로 척도가 정해진 연속적인 눈금의 일부분에 속한다고 간주할 수 있다. 이 척도는 다음에 관찰결과를 판단할 때 기준을 제공한다.

가장 좋은 한 가지 방법은 표 1.3에 제시된 것처럼 연속적인 5점 척도[11]를 사용하는 것이다.

만약 척도가 0에서 10까지 확대된다면 보다 민감한 결과가 관찰된다[12,13]. 표 1.3에 제시된 척도를 적용할 수 있는 한 가지 방법은 5점 척도를 예를 들어 0, 1−, 1, 1+ 등처럼 〈+〉나 〈−〉 등급을 추가하여 9점 척도로 바꾸는 것이다[13]. 이 척도는 세극등 검사를 하는 동안 임상적으로 관찰된 중요한 사항을 포함시키기 위하여 수정할 수 있다. 다양한 등급 체계가 발표되었지만[14-16], 검사자는 자신에게 적합한 척도를 쉽게 고안할 수 있다. 최근에 그림[17]이나 사진(호주 시드니의 각막 및 콘택트 렌즈 연구소 제공)을 근거로 한 척도가 발표되므로, 척도에 관한 관심이 크게 증가하고 있다. 그림 척도는 특히 십진법 점수를 사용할 때 검사자 사이 및 검사자 내부에서 발생할 수 있는 편차를 제거시키고[18] 언어를 사용하는 척도(verbal scale)보다 재현성이 우수하다[19]. 언어 척도는 세극등 검사를 기록할 때 그림 척도가 없는 경우 사용되고 있다.

표 1.2 눈금이 새겨진 접안렌즈의 판매원.

구입처	주 소	전화번호	팩 스	e-mail
Pyser(SGI)Ltd.	Fircroft Way, Edenbridge, Kent TN8 6HA, UK	01732 864863	01732 865544	-
EMS	PO Box 251, 321 Morris Road, Fort Washington, PA 19034, USA	215 646 1566	215 646 8931	sgkcck@aol.com

표 1.3 5점 척도를 이용한 관찰결과의 등급화 예.

등 급	설 명	의 미
0	정상(Normal)	변화 없음
1	약함(Slight)	임상적으로 중요하지 않음
2	중간(Moderate)	중재(intervention)가 필요할 수 있음
3	심함(Severe)	중재가 필요함
4	아주 심함(Very severe)	의학적 중재가 필요함

5. 부가적인 검사법(Additional technique)

세극등은 각막의 전면을 검사하는 것 외에도 사용범위가 아주 넓고 다양한 목적으로 사용될 수 있다. 세극등의 다양한 용도에 대한 자세한 내용은 다른 참고서적을 살펴보기 바라며, 여기에서는 주요한 영역에 대하여 간단하게 언급하겠다.

1) 안압(Intra-ocular pressure) 측정

압평 안압측정법은 새로운 방법이나 다른 방법으로 안압을 측정할 때 비교할 수 있는 황금표준(gold standard)이 된다. 세극등에 압평안압계(application tonometer)를 부착하여 안압을 정확하게 측정할 수 있다[20].

2) 각막두께 측정(Pachometry)

세극등에 각막두께측정계를 부착하여 콘택트렌즈 착용시 각막부종 및 굴절수술을 시행하기 전의 각막두께를 측정하거나 원추각막 환자에서 각막이 얇아지는 상태를 추적관찰하는데 유용하게 사용할 수 있다. 이것은 광학절편의 겉보기 두께의 측정을 기초로 하며, 이 장치가 상당한 인기를 끄는 이유는 Hagg-Streit사의 세극등에 부착시킬 수 있는 각막두께측정계를 이용할 수 있기 때문이다. 정확성을 향상시키기 위해 각막두께측정계(pachometer)를 수정한 두 가지 방법은, 두 개의 작은 광원을 사용하여 입사광선이 각막면에 수직으로 입사하는지 확인할 수 있도록 하고[21], 전자변환기를 사용하여 광학적 눈금으로부터 측정값을 직접 읽을 수 있도록 한 점이다[22].

3) 전방깊이 측정(Anterior chamber depth estimation)

이 주제에 대하여 자세한 내용은 Barrett과 McGraw의 논문을 참고하기 바란다[23].

반헤릭 측정법(van Herrick's technique)

이 방법은 전방각을 간접적으로 평가할 때 사용된다[24]. 별도의 장치가 필요하지 않지만, 특히 전방각이 얕아 보이는 원시자의 전방각을 측정하여 세극등 사용법을 숙달하는데 아주 유용한 방법이다. 전방의 깊이와 넓이 사이에 전방각이 클수록 전방이 깊다는 상관성이 있다고 가정한다. 윤부에서 좁은 각막절편(section)이 생기며, 각막절편의 넓이가 전방각의 넓이를 평가하는 단위로 사용된다. 만약 내피와 홍채면 사이의 폭이 각막절편의 폭과 같거나 크다면 전방각이 넓다고(등급 4) 가정한다. 만약 내피와 홍채면 사이의 폭이 각막절편의 폭의 1/4 이하라면, 전방각이 위험할 정도로 좁으며(등급 1), 별도의 정밀검사가 필요하다.

세극등 검사법(Slit lamp method)

이 기술은 Smith가 개발했으며[25], Barrett과 MaGraw가 완벽하게 설명했다[23]. 세극등 현미경을 피검자의 정면에 위치시키고 조명계가 관찰계로부터 피검자의 귀쪽으로 60° 떨어지도록 위치시킨다. 1~2 mm 폭의 슬릿빔을 수평방향으로 맞추고, 각막에 초점을 맞춘 상태에서 수정체낭이나 홍채의 전면에 세극빔의 두 번째 상이 동시에 보이도록 조정한다. 슬릿의 길이를 서서히 증가시키면서 두 개의 슬릿이 접하도록 조정한다. 두 개의 상이 접촉될 때 슬릿의 길이에 상수 1.4를 곱하여 전방깊이 측정값으로 환산한다.

우각경검사법(Gonioscopy)

이 기술은 전방을 직접 검사하는데 사용된다[26-29]. 폐쇄각 녹내장이나 홍채의 병리상태를 진단하는데 중요하다. 이 기기는 조명계로부터 나온 광선을 전방각으로 직접 보내는 거울을 가진 눈에 접촉시킬 수 있는 장치(contact device)로 구성되어 있으며, 이를 회전시키면서 전방각을 전체적으로 관찰한다. 전방각을 직접 평가할 수 있지만, 국소마취제가 필요하고 검사법을 숙련시키는데 많은 실습이 요구된다.

4) 수정체의 검사(Examination of the crystalline lens)

수정체의 초기 변화는 평행육면체 조명법을 사용한 세극등 검사법으로 특히 산동되었을 때 쉽게 발견할 수 있다. 핵의 경화성 변화는 황록색 반사로 구분되며, 피질과 후낭의 변화와 쉽게 감별될 수 있다[30]. 낭외 수정체적출과 인공수정체 이식후 후낭의 혼탁 여부를 발견하는 데에도 세극등검사가 유용하다.

5) 유리체 검사

산동상태에서 유리체의 변화를 발견하는데 세극등의 가치를 입증할 수 있다. 갑자기 눈부심과 안내 부유물로 불편을 호소하는 사람은 앞쪽 유리체에 '담배가루(tobacco dust)' 모양의 부유물이 있는지 확인해야 한다[31,32]. 이것은 색소세포이며 망막파열을 강하게 의심해야 한다. 고리 모양의 혼탁(Weiss' ring)은 시신경유두의 가장자리에서 떨어져 나온 아교질 조직의 고리를 나타내며, 후방 유리체박리의 전형적인 특징이다. 이러한 사항이 관찰되면 망막파열의 가능성을 확인하기 위해 후방 주변부안저를 정밀하게 검사해야 한다[33,34].

6) 안저 검사(Fundus examination)

비접촉(Non-contact) 검사

양쪽이 비구면인 플러스 도수의 렌즈를 사용하여 슬릿램프를 양안 도상검안경으로 변환시킬 수 있으며, 시신경유두와 황반을 크게 확대시키고 양안으로 관찰하는데 특히 유용하다. 일반적으로 사용되는 집광렌즈의 굴절력은 +60D, +78D 및 +90D이다. 1차 배율은 +60D 렌즈를 사용할 때 가장 높고(대략 ×1), 특수하게 개발된 렌즈를 사용하여 시야를 120° 까지 넓힐 수 있다. 세극등으로 상의 배율을 변화시켜서 일반적으로 사용되는 도상검안경으로 제공되는 것보다 더 높은 배율을 얻을 수 있다[35-37]. 자주 사용되지 않는 다른 방법은 마이너스 도수의 Hruby lens(−55D)와 플러스 도수의 EL Bayadi lens(+55D)를 사용하는 것이다[38,39].

접촉(Contact) 검사

거울이 부착된 렌즈(Mirrored lenses)가 안저를 관찰하기 위해 슬릿램프와 함께 사용되며, 직상검안경으로는 관찰할 수 없는 주변부의 조직까지 관찰할 수 있다[38,40,41]. 전형적인 골드만삼면경렌즈(Goldmann three-mirror lens)는 후방 안저를 검사하기 위해 사용되는 3개의 거울이 부착된 접촉장치이다. 비접촉검사법과 비교하여 접촉검사법의 가장 큰 단점은 사용하기 전에 각막을 마취시켜야 하므로, 신속하거나 일반적으로 검사하는데 불편하다는 것이다.

6. 사진 및 비디오 검사결과의 기록법

안구의 사진은 검사결과를 가장 정확하게 기록하는 방법이다. 35 mm 카메라를 슬릿램프에 내장시키거나 추가로 부착할 수 있다. 일반적인 슬릿램프는 관찰계의 접안렌즈를 빼고 그 위치에 카메라를 쉽게 부착할 수 있다. 비디오 장치를 사용하여 연속 촬용을 대체할 수 있다. 비디오 카메라의 크기가 점차 작아지므로 매우 실용적인 선택사항이 되고 있다. 피검자에게 특정 사항을 입증할 수 있도록 즉석 사진을 얻을 수 있으며, 그 외에 카메라나 비디오를 부착하여 연구목적으로 측정할 수 있다. 이러한 분야에서 가장 진보된 사항은 디지털영상을 얻을 수 있는 점이다. 이 기술은 디지털 카메라나 비디오를 사용하여 컴퓨터에 저장할 수 있는 이미지를 얻는다. 이미지를 즉시 얻을 수 있는 장점이 있고, 이미지를 저장하거나 재생하는 것이 사진이나 비디오 장치보다 훨씬 더 간단하기 때문에, 검사할 때마다 과거의 검사결과와 쉽게 비교할 수 있다.

사진촬영법[42-47], 비디오촬영법[48] 및 영상처리법[49-51]에 대한 자세한 정보는 참고문헌을 이용하기 바란다.

감사의 글

이 장을 편집하는데 많은 도움을 준 Jane Veys, Philippe Betran 및 Ian Davies에게 깊이 감사드린다. 그림 1.3, 1.5, 1.7, 1.9, 1.11, 1.13 및 1.14의 인용을 허락한 Zantos와 Cox[16]에게도 깊은 감사를 드린다.

참고문헌

[1] Henson D. (1996). Slit lamps. In *Optometric Instrumentation*, Vol. 1(ed. Henson D), pp. 138-161. Butterworth-Heinemann, London.

[2] Courtney R and Lee J. (1982). Predicting ocular intolerance of a contact lens solution by use of a filter system enhancing fluorescein staining detection. *ICLC*, 9(5), 302-310.

[3] Back A. (1988). Corneal staining with contact lens wear. *J Brit Contact Lens Assoc Trans Ann Clin Conf*, pp. 16–18.

[4] Chauhan K. (1999). The slit lamp. *Optician*, **217**(5692), 24–30.

[5] Cullom R and Chang B. (1994). Vitreous examination for cells. In *The Wills Eye Manual*, Vol. 1(eds Cullom R and Chang B), p. 458. JB Lippincott, Philadelphia.

[6] Efron N. (1996). Contact lens induced corneal staining. *Optician*, **212**(5558), 18–26.

[7] Morris J and Stone J. (1992). The slit lamp biomicroscope in optometric practice – part 1. *Optometry Today*, Sept 7th, 26–28.

[8] Morris J and Stone J. (1992). The slit lamp biomicroscope in optometric practice – part 2. *Optometry Today*, Oct 5th, 16–19.

[9] Morris J and Stone J. (1992). The slit lamp biomicroscope in optometric practice – part 3. *Optometry Today*, Nov 2nd, 28–30.

[10] Veys J and Davies J. (1994). Slit–lamp examination. *Optician*, **208**(5480), 22–27.

[11] Woods R. (1989). Quantitative slit lamp observations in contact lens practice. *J Brit Contact Lens Assoc, Scientific Meetings*, pp. 42–45.

[12] Bailey I, Bullimore M, Raasch T and Taylor H. (1991). Clinical grading and the effects of scaling. *Invest Ophthalmol Vis Sci*, **32**(2), 422–432.

[13] Lloyd M. (1992). Lies, statistics, and clinical significance. *J Brit Contact Lens Assoc*, **15**(2), 67–70.

[14] Mandell R. (1987). Sli lamp classification system. *J Am Optom Assoc*, **58**(3), 198–201.

[15] Jones L, Veys J and Bertrand P. (1996). Slit lamp biomicroscopy – part 2. *Optician*, **211**(5545), 16–19.

[16] Zantos S and Cox I. (1994). Anterior ocular microscopy – part 1: Biomicroscopy. In *Contact Lens Practice*, Vol. 1(eds Ruben M and Guillon M), pp. 359–388. Chapman and Hall, London.

[17] Efron N. (1998). Grading scales for contact lens complications. *Ophthal Physiol Opt*, **18**(2), 182–186.

[18] Terry R, Sweeney D, Wong R and Papas E. (1995). Variability of clinical investigators in contact lens research. *Optom Vis Sci*, **72**(12s), 16.

[19] Chong T, Simpson TL, Prichard N et al. (1996). Repeatability of discrete and continuous clinical grading scales. *Optom Vis Sci*, **73**(12s), 232.

[20] Henson D. (1996). Tonometry. In *Optometric Instrumentation*, Vol. 1(ed. Henson D), pp. 47–49. Butterworth–Heinemann, London.

[21] Mishima S and Hedbys B. (1968). Measurement of corneal thickness with the Haag–Streit pachometer. *Arch Ophthalmol*, **80**, 710–713.

[22] Mandell R and Polse K. (1969). Keratoconus : spatial variation of corneal thickness is a diagnostic test. *Arch Ophthalmol*, **81**, 182–188.

[23] Barrett B and McGraw P. (1998). Clinical assessment of anterior chamber depth. *Ophthal Physiol Opt*, **18**(Suppl 2), s32–s39.

[24] van Herrick W, Shaffer R and Schwartz A. (1969). Estimation of width of angle of anterior chamber. *Am J Ophthalmol*, **68**(4), 626–629.

[25] Smith R. (1979). A new method of estimating the depth of the anterior chamber. *Br J Ophthalmol*, **63**, 215–220.

[26] Cockburn D. (1981). Indications for gonioscopy and assessment of gonioscopic signs in optometric practice. *Am J Optom Physiol Opt*, **58**(9), 706–717.

[27] Eperjesi F and Barnard S. (1997). Gonioscopic evaluation of the anterior chamber. *Optician*, **213**(5596), 33–39.

[28] Prokopich C and Flanagan J. (1996). Gonioscopy : evaluation of the anterior chamber angle. Part 1. *Ophthal Physiol Opt*, **16**(Suppl 2), s39–s42.

[29] Prokopich C and Flanagan J. (1997). Gonioscopy: evaluation of the anterior chamber angle. Part 2. *Ophthal Physiol Opt*, **17**(Suppl 1), s9–s13.

[30] Phelps Brown N. (1995). The Lens. In *Atlas of Clinical Ophthalmology*, Vol. 1(eds Spalton D, Hitchings R and Hunter P), pp. 11.1–11.26. Gower Medical Publishing, London.

[31] Meyler J. (1990). Vitreous disorders in optometric practice : Part 1. *Optician*, **199**(5250), 19–24.

[32] Meyler J. (1990). Vitreous disorders in optometric practice : Part 2. *Optician*, **199**(5252), 19–26.

[33] Alexander K. (1995). Ocular Disease : The Vitreous. In *The Lippincott Manual of Primary Eye Care*, Vol. 1(ed. Alexander K), pp. 126–129. JB Lippincott Company, Philadelphia.

[34] MacLeod D. (1995). Vitreous and vitreo–retinal disorders. In *Atlas of Clinical Ophthalmology*, Vol. 1(eds Spalton D, Hitchings R and Hunter P), pp. 12.1–2.24. Gower Medical Publishing, London.

[35] Austen D. (1993). Binocular indirect ophthalmoscopy. *Optometry Today*, March 10, 13–19.

[36] Cavallerano A, Gutner R and Garston M. (1986). Indirect biomicroscopy techniques. *J Am Optom Assoc*, **57**(10), 755-758.

[37] Flanagan J and Prokopich C. (1995). Indirect fundus biomicroscopy. *Ophthal Physiol Opt*, **15**(Suppl 2), s38-s41.

[38] Johnston R. (1995). Slit lamp direct ophthalmoscopy. In *Retina, Vitreous and Choroid. Clinical Procedures*, Vol. 1(ed. Johnston R), pp. 89-99. Butterworth-Heinemann, Newton, MA.

[39] Barker F. (1987). Vitroretinal biomicroscopy : a comparison of techniques. *J Am Optom Assoc*, **58**(12), 985-992.

[40] Johnston R. (1995). Slit lamp ophthalmoscopy using mirrored lenses. In *Retina, Vitreous and Choroid. Clinical Procedures*, Vol. 1(ed. Johnston R), pp. 69-80. Butterworth-Heinemann, Newton, MA.

[41] Eperjesi F. (1997). Slit lamp ophthalmoscopy using mirrored lenses. *Optician*, **213**(5605), 30-32.

[42] Bowen K. (1993). Slit lamp photography. *Spectrum*, **8**(7), 27-33.

[43] Cox I and Fonn D. (1991). Inteference filters to eliminate the surface reflex and improve contrast during fluorescein photography. *ICLC*, **18**(9/10), 178-181.

[44] Lowe R. (1991). Clinical slit lamp photography - an update. *Clin Exp Optom*, **74**(4), 125-129.

[45] Phelps-Brown N. (1989). Mini pathology of the eye. *Optician*, **197**(5200), 22-29.

[46] Phelps-Brown N. (1991). Ocular photography. *Optician*, **202**(5322), 16-26.

[47] Long W. (1984). *Ocular Photography*. Professional Press Inc, Chicago.

[48] Hammack G. (1995). Updated video equipment recommendations for slit-lamp videography for 1995. *ICLC*, **22**(3/4), 54-61.

[49] Cox I. (1995). Digital imaging in the contact lens practice. *ICLC*, **22**(3/4), 62-66.

[50] Krasnow D. (1997). Set up your slit lamp for video and digital capture. *Rev Optom*, Jan 15th, 47-52.

[51] Meyler J and Burnett-Hodd N. (1998). The use of digital image capture in contact lens practice. *Contact Lens Anterior Eye*, **21**(Suppl), s3-s11.

2

콘택트렌즈 관련 부작용

1. 안검(Lids)

1) 안검염(Blepharitis)

• 발생빈도 : 정확히 알려지지 않았지만 흔히 발생함(모든 피검자의 2~5% 정도). 콘택트와 관련되지는 않지만 콘택트렌즈를 착용하는데 영향을 줄 수 있다.

• 조명법 : 확산 조명.

• 원인 : 기본적으로 두 가지 유형. 지루성(Seborrheic)(피지가 과다하게 분비되어 기름기가 과도한 상태로 인한)과 인설성(Squamous)(만성 염증이나 안검연의 급성 감염으로 인한). 포도상구균과 관련될 수 있다. 종종 만성피지선염증(acne rosacea)이나 아토피(atopy) 환자에서 발생하기도 한다.

• 증상 : 작열감, 가려움 및 눈의 건조감이나 모래가 들어간 느낌.

• 징후 :

로제트(Rosettes) – 눈썹의 모근이 있는 전방 안검연에 단단하고 딱딱한 비듬이 존재.
모세관확장증(Telangiectasis) – 안검연에 혈관이 확장된 상태.
안검연 홍반 또는 부종.
안검경화증(Tylosis)(안검연이 갈라지고 두꺼워짐).

눈썹탈락증(Madarosis)(눈썹이 빠짐) 또는 백모증(Poliosis)(눈썹이 희어짐).
첩모난생(Trichiasis)(눈썹의 자라는 방향이 올바르지 못함).
다래끼(Hordeolum) – 급성 포도상구균의 감염이 원인.
건성각결막염(KCS ; Kerato-conjunctivitis sicca) – 안검염 환자의 50%에서 발생.
점모양 상피 각막염증(Punctate epithelial keratopathy) – 각막의 1/3 아래 지점에 발생.
주변부 각막침윤(Peripheral corneal infiltrate) – 포도상구균 항원의 과민반응으로 2, 4, 8 및 10시 방향에서 발생.

- 관리 : 환자에게 만성임을 설명한다. 초기에는 온열찜질(warm compress), 안검세정(lid scrub)(판매용이나 가정에서 직접 만든 면봉으로 안검을 닦아냄) 또는 인공윤활제 등이 도움이 된다. 심한 경우 항생제(Oxytetracycline/erythromycin)를 6주 동안 250 mg씩 매일 4회씩 복용하면서 국소적으로 fusidic acid gel(fucithalmic)이나 bacitracin 연고를 2주 동안 매일 4회씩 함께 사용할 필요가 있다.

- 예후 : 좋지 않다. 만성적이다. 증상이 완화되면 콘택트렌즈를 착용할 수 있지만, 위의 처치 과정을 마치면 징후와 증상이 다시 재발하며, 반드시 콘택트렌즈 부작용이 나타나고 결과적으로 콘택트렌즈를 착용할 수 없게 된다.

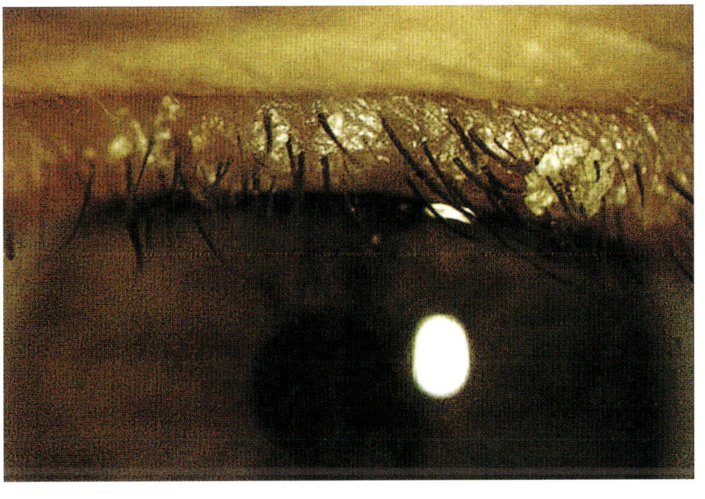

그림 2.1 만성 안검염. 눈썹에 비듬이 끼며 안검연이 단단해지고 두꺼워진다.

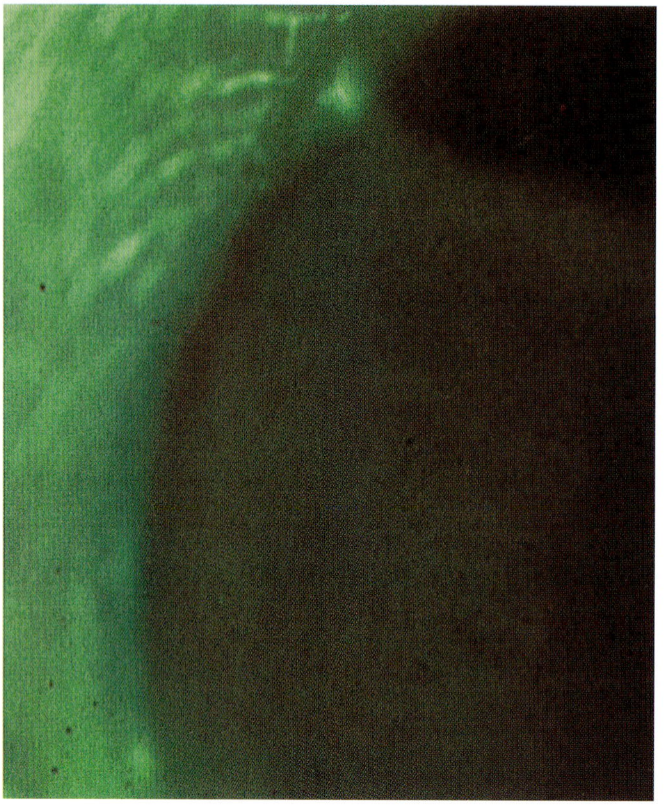

그림 2.2 포도상구균에 의한 안검염이 있는 환자의 안검연 침윤상태

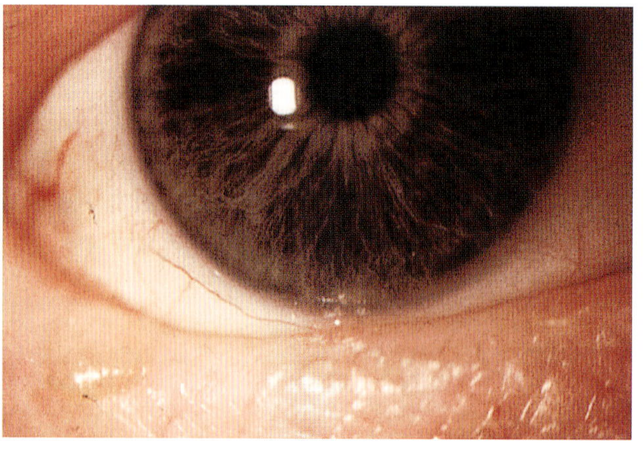

그림 2.3 만성 안검염은 안검연 부종, 경화증 및 눈썹 탈락증을 보이면서 변화한다.

참고문헌 :

[1] Dougherty J, McCulley J, Silvany R and Meyer D. (1991). The role of tetracycline in chronic blepharitis. *Invest Ophthalmol Vis Sci*, **32**, 2970–2975.

[2] Everett S, Karenchak L, Kowalski R and Roat M. (1993). Which are the best first-line antibiotics for treating conjunctivitis and blepharitis? *Invest Ophthalmol Vis Sci*, **34** (ARVO Suppl), 851.

[3] Fisch B. (1991). Clinical management of eyelid disease. *Contact Lens Spectrum*, **2**, 40–50.

[4] Jones L and Jones D. (1995). Blepharitis. *Optician*, **210**(5522), 32–34.

[5] Seal D, Ficker L, Ramakrishnan M and Wright P. (1990). Role of staphylococcal toxin production in blepharitis. *Ophthalmol*, **97**, 1684–1688.

[6] Seal D, Wright P, Ficker L *et al*. (1995). Placebo controlled trial of fusidic acid gel and oxytetracycline for recurrent blepharitis and rosacea. *Br J Ophthalmol*, **79**, 42–45.

[7] Smith R and Flowers C. (1995). Chronic blepharitis: a review. *CLAO J*, **21**(3), 200–207.

2) 마이봄선 기능이상(Meibomian gland dysfunction ; MGD)

- 발생빈도 : 20~40% 정도. 렌즈 착용이 직접적인 원인은 아니지만, 콘택트렌즈착용이 영향을 줄 수 있다. 나이의 증가, 콘택트렌즈의 착용, 안검염 및 만성피지선염증이 있을 때 발생빈도가 증가한다.

- 조명법 : 확산 조명.

- 원인 : 상피세포의 박리로 마이봄선의 구멍이 막힘. 마이봄선 기능이상은 진행성 염증 과정이며 누선 내부에서 마이봄(meibum)의 정체가 원인으로 추정된다.

- 증상 : 건조감 및 콘택트렌즈에 대한 과민반응. 마이봄선 기능이상의 2차 증상인 재발성 각막미란으로 인해 약한 통증이 수반될 수 있다.

- 징후 : 마이봄선을 짤 때 마이봄선의 분비물이 없거나 뿌연 분비물이 나온다. 안검연이 두꺼워지고 눈물층에 거품이 생기며 눈이 건조해지는(Dry eye) 합병증이 나타난다.

- 관리 : 상태가 만성이라는 점을 설명해야 한다. 우선 온열찜질과 하루에 2회씩 안검을 세척하고 마이봄선을 짜내면 모든 경우에 도움이 된다. 심한 경우, tetracycline 250 mg을 12주 동안 하루에 두 번씩 복용할 필요가 있다. 이렇게 하면 마이봄선 기능이상 및 이와 연관되어 2차적으로 발생한 각막미란도 치유할 수 있다.

- 예후 : 경우에 따라 다르다. 안검을 얼마나 청결하게 유지하느냐에 따라 결과가 달라진다.

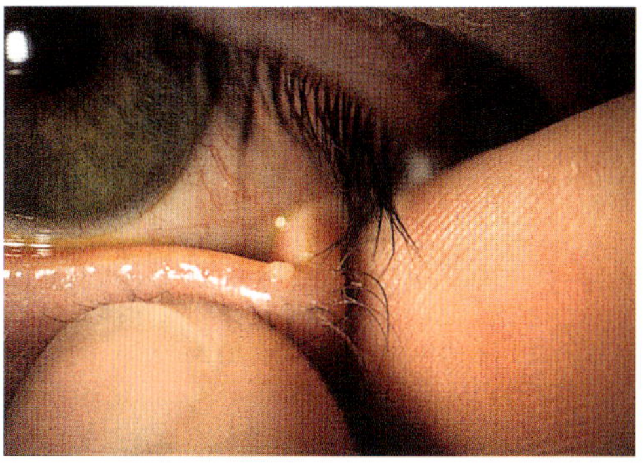

그림 2.4 마이봄선 기능이상. 막힌 마이봄선으로부터 분비물을 짜내는 모습.

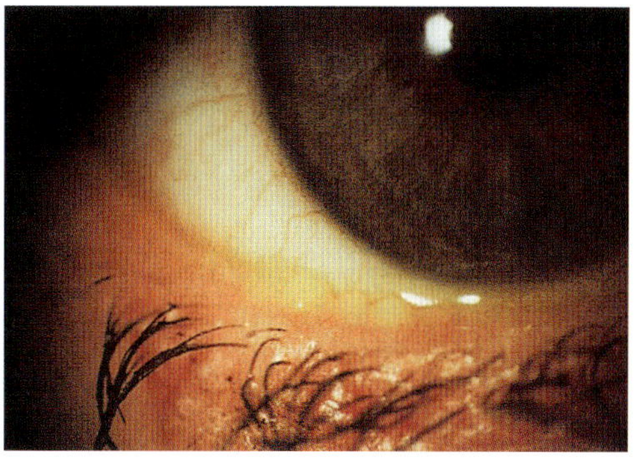

그림 2.5 막힌 마이봄선으로부터 짜낸 치약모양의 분비물.

참고문헌 :

[1] Caroline P and Kame R. (1994). Meibomian gland dysfunction. In *Anterior Segment Complications of Contact Lens Wear*, Vol. 1(ed. Silbert J), pp. 179–192. Churchill Livingstone Inc, New York.

[2] Driver P and Lemp M. (1996). Meibomian gland dysfunctiom. *Surv Ophthalmol*, **40**(5), 343–367.

[3] Efron N. (1998). Contact lens–associated meibomian gland dysfunction. *Optician*, **215**(5641), 36–41.

[4] Hom M, Martinson J, Knapp L and Paugh J. (1990). Prevalence of meibomian gland dysfunction. *Optom Vis Sci*, **67**(9), 710–712.

[5] Hope–Ross M, Chell P, Kervick G, McDonnell P. (1994). Recurrent corneal erosion : Clinical features. *Eye*, **8**, 373–377.

[6] Hope–Ross M, Chell P, Kervick G, McDonnell P and Jones H. (1994). Oral tetracycline in the treatment of recurrent corneal errosions. *Eye*, **8**, 384–388.

[7] Korb D and Henriquez A. (1980). Meibomian gland dysfunction and contact lens intolerance. *J Am Optom Assoc*, **51**(3), 243–251.

[8] Ong B. (1996). Clinical diagnosis and management of meibomian gland dysfunction. *Spectrum*, **6**, 31–36.

[9] Paugh J, Knapp L, Martinson J and Hom M. (1990). Meibomian therapy in problematic contact lens wear. *Optom Vis Sci*, **67**(11), 803–806.

3) 콘택트렌즈 관련 유두결막염(Contact lens associated papillary conjunctivitis ; CLAPC)

- 발생빈도 : 지정된 기간 착용한 후 버리는 콘택트렌즈가 소개된 이후 발생빈도가 줄어들었다. 대략 소프트 콘택트렌즈 착용자의 5%와 하드 콘택트렌즈 착용자의 2% 정도에서 발생한다. 연장착용(extended-wear) 소프트렌즈 착용자와 렌즈를 자주 교체하지 않는 착용자에서 발생빈도가 더 높다.

- 조명 : 확산조명.

- 원인 : 콘택트렌즈, 의안 및 수술후 봉합과 관련되는 결막의 염증 상태. 다양한 원인, 기계적 외상이나 면역학적인 중재과정이 결합된 여러 가지 원인이 가능할 것으로 추측된다. 흔히 아토피와 연관된다.

- 증상 : 렌즈를 착용하고 있다는 느낌, 이물감 및 가려움이 심해지고 렌즈를 불편없이 착용할 수 있는 시간이 감소한다.

- 징후 : 상부 검결막에 0.3 mm 이상의 커다란 유두종의 이상증식, 점액성분의 분비물, 검결막 충혈, 과도한 렌즈 움직임 및 렌즈 표면의 습윤성 저하 등이다. 조직학적으로 결막이 두꺼워지고 결막 상피에서 비만세포, 호산구(eosinophil), 호염기구(basophil) 및 림프구의 증가를 보인다.

- 관리 : 다음 과정을 통하여 렌즈의 위생상태를 개선시킨다 :
  - 매일 계면활성 세척제로 세척.
  - 정기적으로 효소세척제로 세척.
  - 계획된 교체주기를 갖는 렌즈로 바꾼다. 특히 하루용 디스포저블 렌즈로 교체.
  - 불소성분이 함유된 RGP 렌즈로 교체.

  다음 과정을 통하여 기계적인 영향을 줄인다 :
  - 하드렌즈의 가장자리 틈새(edge clearance)를 낮춘다.
  - 렌즈의 가장자리 두께를 줄인다.
  - 렌즈 착용을 중단한다.

다음과 같은 약제를 사용하여 처치한다 :
- 국부 비만세포 안정제 ;
- 국부 스테로이드제.

- 예후 : 경우에 따라 다르다. 하루용 디스포저블 렌즈의 개발로 질환이 진행되는 단계에서도 렌즈를 착용할 수 있는 기회를 크게 증가시켰다. 원추각막처럼 렌즈에 대한 의존도가 상당히 높은 사람은 질환이 진행되는 동안 약물 치료가 필요할 것이다.

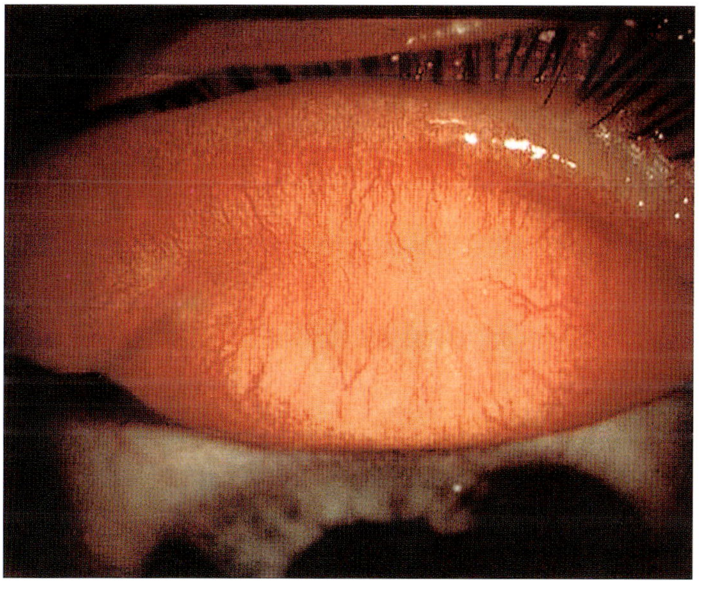

그림 2.6 콘택트렌즈 관련 유두결막염의 초기단계에서 안검이 심하게 충혈된 모습. 유두가 거의 보이지 않는 상태를 주목하라. (사진제공 : Ian Cox)

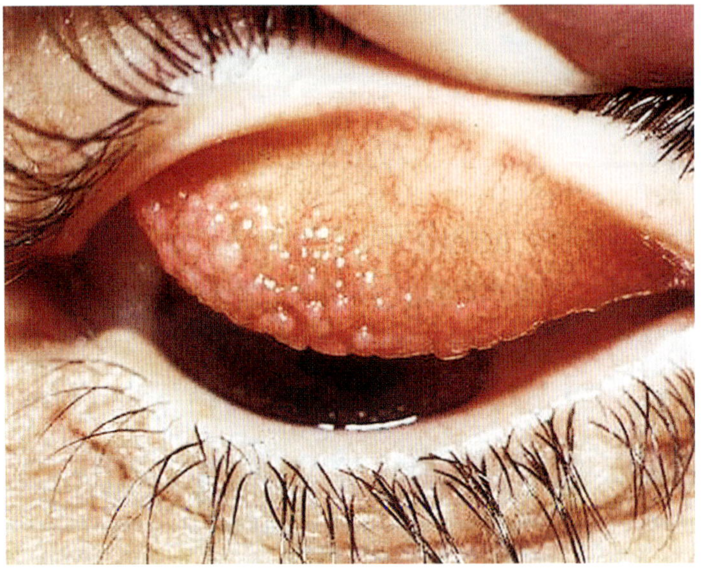

그림 2.7 콘택트렌즈 관련 유두결막염이 진행된 상태. (사진제공 : Charles Slonim)

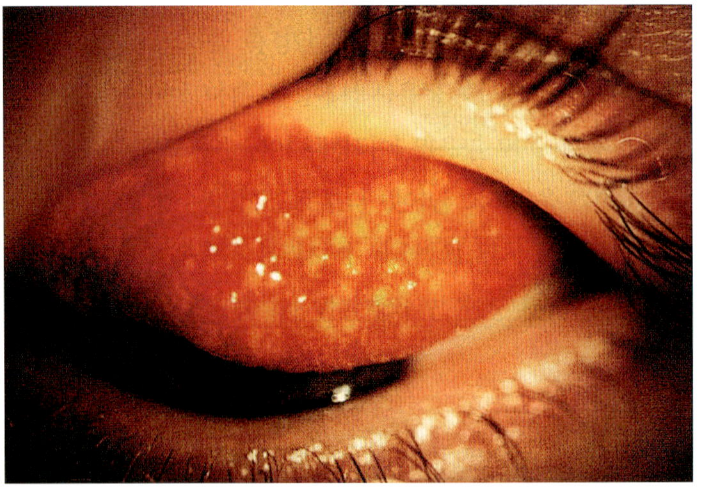

그림 2.8 하드렌즈 착용자에서 유두가 굵지 않고 삭은 모습. 유두의 정점에서 반흔이 주목된다.

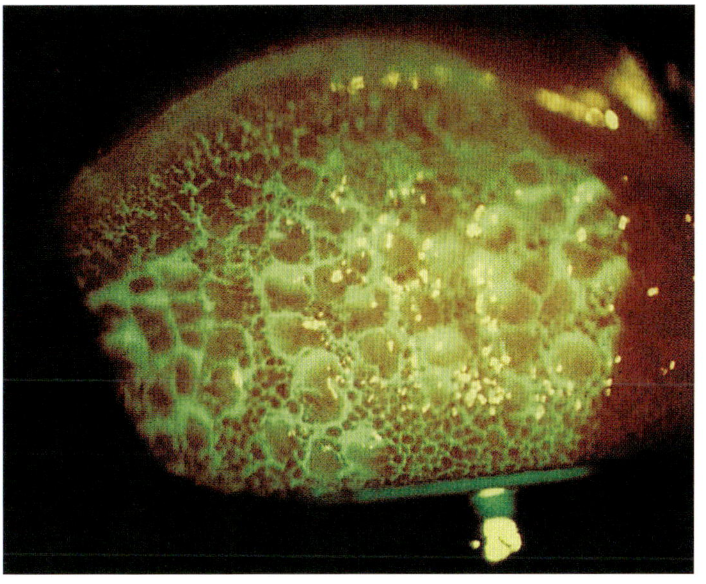

그림 2.9 콘택트렌즈 관련 유두결막염이 진행된 상태에서 플루레신을 사용하여 유두의 크기 (height)를 측정하는 모습.

참고문헌 :

[1] Allansmith M, Korb D, Greiner J *et al*. (1977). Giant papillary conjunctivitis in contact lens wearers. *Am J Ophthalmol*, **83**(5), 697–708.

[2] Ballow M, Donshik P, Rapacz P *et al*. (1989). Immune responses in monkeys to lenses from patients with contact lens induced giant papillary conjunctivitis. *CLAO J*, **15**(1), 64–70.

[3] Benjamin W. (1992). Eyelid travel and the mechnical origin of CL–induced papillary hypertrophy. *ICLC*, **19**(5/6), 143–144.

[4] Dart J. (1986). Contact lens associated giant papillary conjunctivitis. *Contax*, Nov, 6–22.

[5] Efron N. (1997). Contact lens induced papillary conjunctivitis. *Optician*, **213**(5583), 20–27.

[6] Jurkus J. (1994). Contact lens induced papillary conjunctivitis. In *Anterior Segment Complications of Contact Lens Wear*, Vol. 1(ed. Silbert J), pp.163–177. Churchill Livingstone Inc, New York.

[7] Lustine T, Bouchard C and Cavanagh H. (1991). Continued contact lens wear in patients with giant papillary conjunctivitis. *CLAO J*, **17**(2), 104–107.

2. 구결막(Bulbar conjunctiva)

1) 검열반(Pingueculae)

- 발생빈도 : 알려지지 않음. 나이가 증가함에 따라 증가. 콘택트렌즈와 연관성이 없지만, 콘택트렌즈 착용에 영향을 줄 수 있다.
- 조명 : 확산 조명.
- 원인 : 콜라겐 조직의 퇴행성 변화, 건조하고 바람이 부는 기후 및 자외선에 과다하게 노출된 점이 원인일 수 있다.
- 증상 : 전형적으로 없으며, 가끔 경미한 건조감을 느낀다. 드물지만 충혈이 나타나기도 한다(검열반염 ; pingueculitis).
- 징후 : 일반적으로 코쪽의 결막에 황색의 혹이 튀어나와 보인다.
- 관리 : 렌즈가 검열반을 건드려 기계적인 외상이 발생하지 않도록 한다. 가끔 인공눈물이 유용한 경우가 있다. 자외선 차단 선글라스가 상태의 악화를 예방할 수 있다.
- 예후 : 좋다. 렌즈 착용을 방해하지는 않는다.

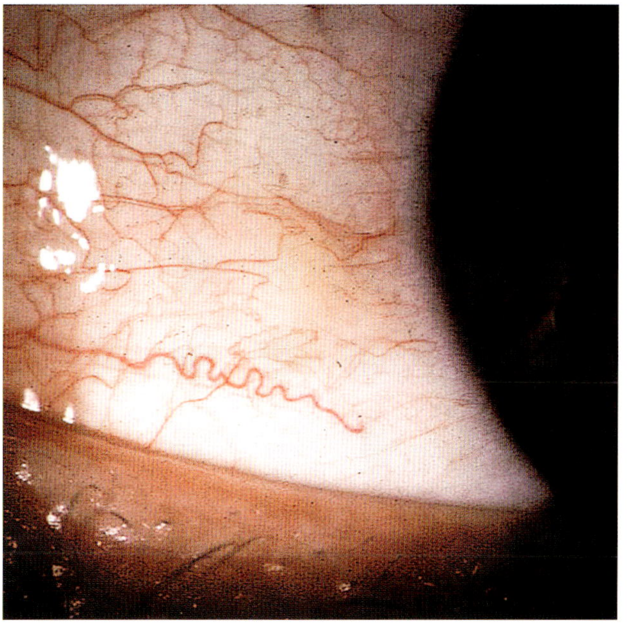

그림 2.10 콘택트렌즈 착용자에서 발생한 경미한 상태의 검열반.

참고문헌 :

[1] Jaros P and DeLuise V. (1988). Pingueculae and pterygia. *Surv Ophthalmol*, 33, 41–49.

[2] Prediger J and Edmondson L. (1993). Management of contact lens patients with pingueculae or pterygia. *Optom Vis Sci*, 70(1), 9–14.

2) 군날개(Pterygium)

- 발생빈도 : 모든 환자의 2% 정도에서 발생. 콘택트렌즈와 연관이 없지만 콘택트렌즈의 착용에 영향을 줄 수 있다.

- 조명 : 확산 조명.

- 원인 : 구결막 내의 콜라겐 조직이 퇴행성으로 변화되어 발생한다. 자외선이나 건조한 기후에 지나치게 노출된 경우에 발생할 수 있다.

- 증상 : 일반적으로 건조감을 느낀다. 종종 외형적으로 보기가 흉하다.

- 징후 : 보통 코쪽의 구결막에 혈관성 결절이 융기된 상태를 보인다. 각막쪽으로 자라면서 보우만막을 파괴시킨다.

- 관리 : 렌즈가 융기된 부위를 건드려 기계적인 외상이 발생하지 않도록 한다. 경미한 경우 가끔 혈관수축제를 사용하여 해결할 수 있다. 심한 경우에는 수술로 제거할 필요가 있다. 인공눈물이 도움이 되는 경우도 있다.

- 예후 : 좋지 않다. 콘택트렌즈의 착용을 방해하는 경우는 드물며, 병변이 각막으로 침입하여 제거시켰을 때 40% 정도가 재발한다.

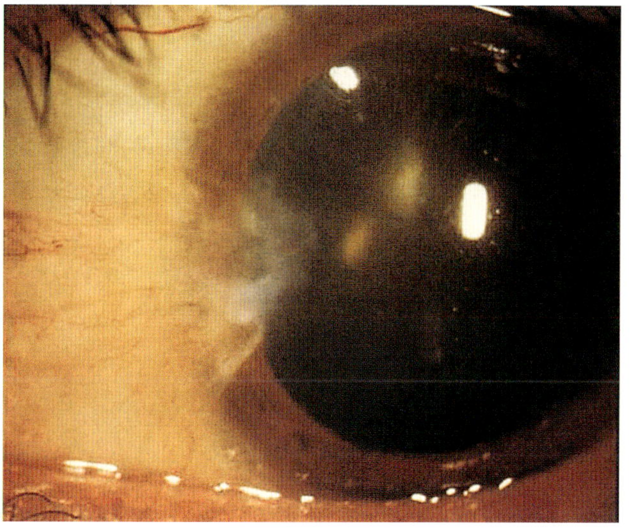

그림 2.11 콘택트렌즈 착용자에서 군날개가 있는 모습. 군날개의 자라나는 부위가 각막을 침입한 상태. (사진제공 : Anthony Cullen)

참고문헌 :

[1] Jaros P and DeLuise V. (1988). Pingueculae and pterygia. Surv Ophthalmol, **33**, 41–49.

[2] Prediger J and Edmondson L. (1993). Management of contact lens patients with pingueculae or pterygia. *Optom Vis Sci*, **70**(1), 9–14.

3) 구결막 얼룩(Bulbar conjunctival Staining)

- 발생빈도 : 콘택트렌즈 착용자의 95% 이상에서 구결막의 특히 코쪽의 사분면에서 약간의 스테이닝이 보인다. 스테이닝의 출현과 정도는 시간 경과에 따라 큰 편차를 보인다.

- 조명 : 플루레신(청색필터 가입) 또는 로즈벵갈로 염색한 상태에서 확산조명.

- 원인 : 상당히 다양하다. 건성안일 경우 얼룩의 정도가 증가한다. 렌즈의 가장자리 위치에 해당하는 부위에 나타나는 얼룩은 렌즈 가장자리의 품질이 양호하지 못하거나 피팅상태가 부적합하여(소프트나 하드 렌즈 모두 해당됨), 결막상피에 미세한 외상이 발생하였기 때문이다.

- 증상 : 없거나 종종 건조감을 느낀다.

- 징후 : 플루레신, 리사민그린 또는 로즈벵갈로 염색했을 때 구결막에서 스테이닝이 관찰된다.

- 관리 : 보통 별도의 처치가 필요하지 않다. 만약 건조안이 원인이라면 보습제(rewetting agent)를 점안하고, 렌즈 피팅상태가 양호하지 못하다면 적합한 피팅상태로 수정한다.

- 예후 : 다양하다. 렌즈 가장자리가 원인이라면, 다른 종류의 렌즈로 다시 피팅하여 해결할 수 있다. 건조안이 원인이라면 완전히 해결하는 것은 거의 불가능하다.

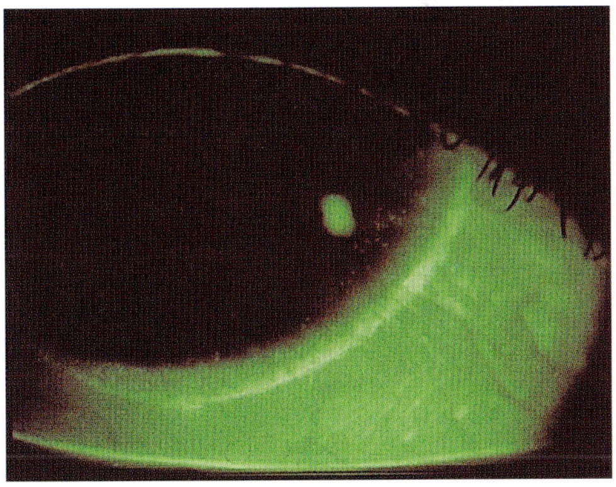

그림 2.12 소프트렌즈의 가장자리로 인한 결막 얼룩.

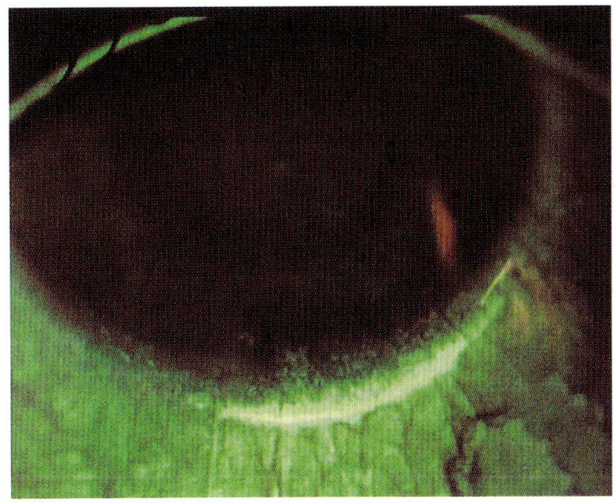

그림 2.13 하드렌즈의 가장자리로 인한 결막 얼룩.

참고문헌 :

[1] Lakkis C and Brennan N. (1996). Bulbar conjunctival fluorescein staining in hydrogel contact lens wearers. *CLAO J*, **22**(3), 189–194.

[2] Robboy M and Cox I. (1991). Patient factors influencing conjunctival staining with soft contact lens wearers. *Optom Vis Sci*, **68**(12s), 163.

[3] Schwallie J, Long W and McKenney C. (1998). Day to day variations in ocular surface staining of the bulbar conjunctiva. *Optom Vis Sci*, **75**(1), 55–61.

[4] Schnider C. (1994). Rigid gas-permeable extended-wear lenses. In *Anterior Segment Complications of Contact Lens Wear*, Vol. 1(ed. Silbert J), pp. 317–336. Churchill Livingstone Inc, New York.

4) 구결막 충혈(Bulbar conjunctival hyperaemia)

- 발생빈도 : 콘택트렌즈 착용자의 15~20% 정도에서 발생하며, 그 가운데 20~35% 정도는 임상적으로 유의한 정도의 충혈을 보인다. 렌즈 착용자의 거의 100%에서 때때로 약간의 구결막 충혈을 보인다. 따라서 렌즈를 착용하기 전에 향후 참고할 수 있도록 측정하는 것(baseline measurement)이 중요하다.

- 조명 : 확산 조명.

- 원인 : 주요 원인은 건성안, 저산소증, 관리방법에 대한 반응 또는 렌즈의 피팅상태가 부적합한 경우 등이다. 증상이 심각한 경우, 렌즈와 관련이 없는 원인(각막염, 포도막염 및 급성 녹내장 등과 같은)도 함께 고려해야 한다.

- 증상 : 가끔 건조감을 느끼며, 렌즈를 불편없이 착용할 수 있는 능력이 저하된다.

- 징후 : 구결막에 충혈이 발생한다. 하드렌즈를 착용한 경우, 충혈이 일반적으로 수평경선을 따라 국한되지만, 소프트콘택트렌즈 착용자는 더 넓게 퍼진다. 이로부터 두 가지 다른 유형의 원인을 제시할 수 있다. 하드렌즈를 착용했을 때 충혈의 원인은 만성적인 건조상태인 반면, 하이드로겔 렌즈를 착용했을 때에는 주로 저산소증이 원인이다.

- 관리 : 원인을 치료한다. 만약 상태가 심각하면, 렌즈 착용을 중지한다. 그래도 상태가 지속된다면 울혈제(decongestant agents)를 사용하는 것이 외관상 도움이 된다.

- 예후 : 다양하다. 어떤 착용자는 전반적으로 눈이 충혈된 상태를 보이기도 한다.

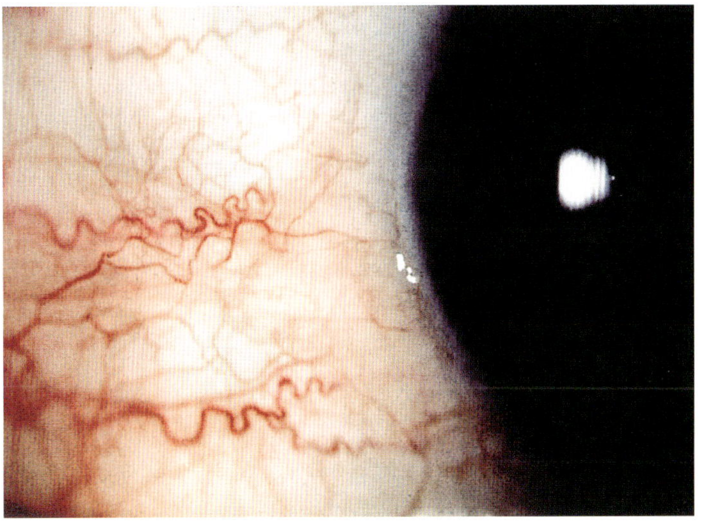

그림 2.14 약한(mild) 정도의 구결막 충혈.

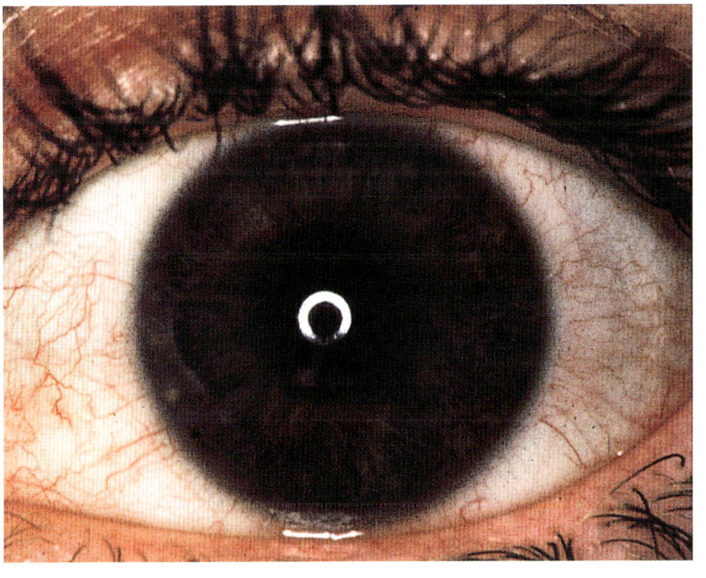

그림 2.15 중간(moderate) 정도의 구결막 충혈. (사진제공 : Desmond Fonn)

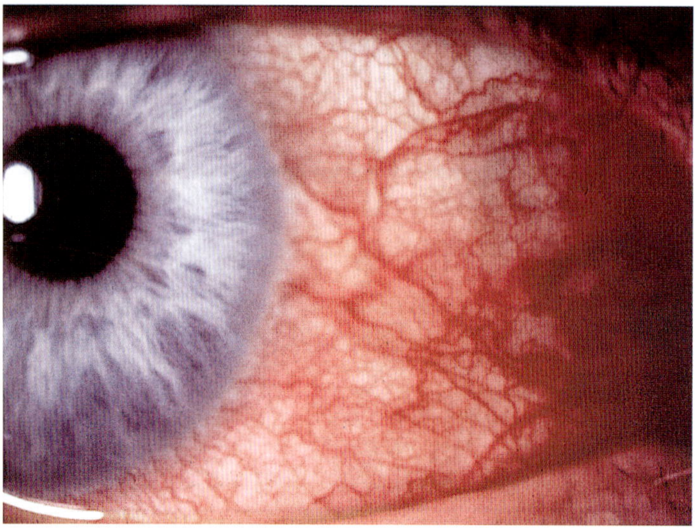

그림 2.16 심한(severe) 정도의 구결막 충혈.

참고문헌 :

[1] Efron N. (1997). Contact lens-induced conjunctival hyperaemia. *Optician*, **213**(5591), 22-27.

[2] Guillon M and Shah D. (1996). Objective measurement of contact lens induced conjunctival redness. *Optom Vis Sci*, **73**(9), 595-605.

[3] McMonnies C and Chapman-Davies A. (1987). Assessment of conjunctival hyperemia in contact lens wearers. Part 1. *Am J Optom Physiol Opt*, **64**(4), 246-250.

[4] McMonnies C and Chapman-Davies A. (1987). Assessment of conjunctival hyperemia in contact lens wearers. Part 2. *Am J Optom Physiol Opt*, **64**(4), 251-255.

[5] Millis E. (1997). Contact lenses and the red eye. *Contact Lens and Ant Eye*, **20**(Suppl), s5-s10.

[6] Munro F and Covey M. (1999). Ocular redness. *Optician*, **217**(5683), 24-34.

[7] Pritchard N, Fonn D and Weed K. (1996). Ocular and subjective responses to frequent replacement of daily wear soft contact lenses. *CLAO J*, **22**(1), 53-59.

3. 윤부 영역(Limbal area)

1) 윤부 충혈(Limbal hyperaemia)

- 발생빈도 : 정확한 자료가 없다. 모든 유형의 콘택트렌즈 착용자에서 상당히 빈번하게 발생하며, 특히 소프트 콘택트렌즈 착용자는 거의 100%가 약간의 윤부충혈을 보인다. 착용자의 20~40% 정도에서 임상적으로 유의한 수준의 윤부충혈을 보인다. 렌즈를 착용하기 전의 상태가 중요하다.

- 조명 : 확산 조명.

- 원인 : 저산소증이 원인이며, 타이트하게 피팅된 렌즈나 기계적인 자극과 결합될 수 있다.

- 증상 : 일반적으로 없다.

- 징후 : 윤부혈관의 울혈(engorgement). 신생혈관으로 변화될 수 있다.

- 관리 : 착용시간을 줄인다. 렌즈의 산소투과성을 증가시키거나 렌즈의 피팅상태가 적합하도록 다시 피팅한다.

- 예후 : 매우 좋다.

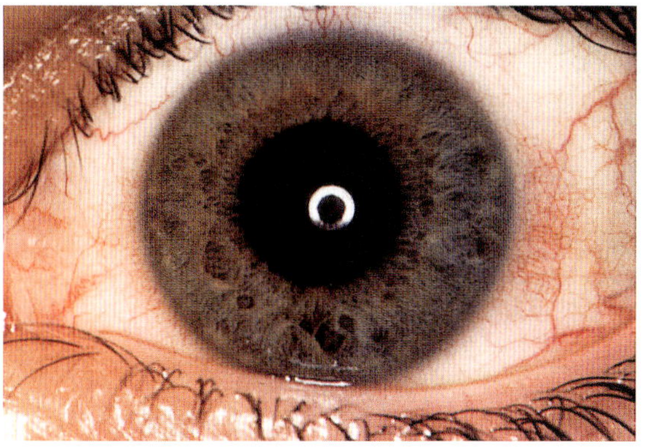

그림 2.17 중간(moderate) 정도의 윤부충혈.

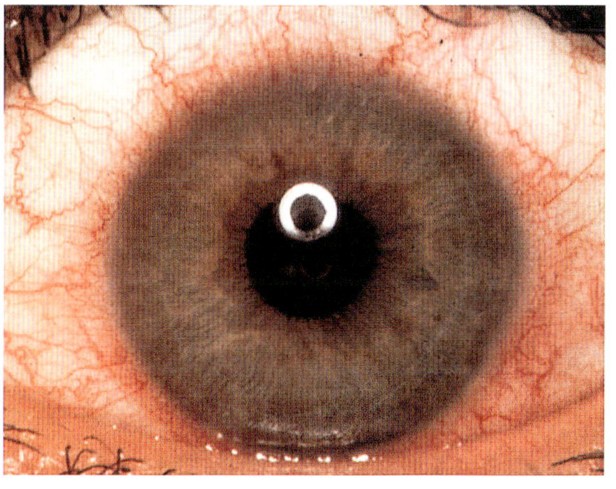

그림 2.18 심한(severe) 정도의 윤부충혈. (사진제공 : Desmond Fonn)

참고문헌 :

[1] McMonnies C. (1984). Risk factors in the etiology of contact lens induced corneal vascularization. *ICLC*, **11**, 286-293.

[2] Papas E, Vajdic C, Austen R and Holden B. (1997). High oxygen-transmissibility soft contact lenses do not induce limbal hyperaemia. *Curr Eye Res*, **16**(9), 942-948.

[3] Pritchard N, Fonn D and Weed K. (1996). Ocular and subjective responses to frequent replacement of daily wear soft contact lenses. *CLAO J*, **22**(1), 53-59.

2) 콘택트렌즈 유발 상윤부각결막염(Contact lens induced superior limbic keratoconjunctivitis ; CL-SLK)

- 발생빈도 : 알려지지 않음.

- 조명 : 확산 조명.

- 원인 : 렌즈 침전물이나 관리방법에 대한 지연된 과민반응. 일반적으로 치메로살 성분의 방부제가 있는 관리용액을 사용할 때 나타나지만, 다른 성분의 방부제가 있는 용액을 사용할 때에도 나타날 수 있다. 저산소증도 원인이 될 수 있다. 양측성 상피 각질화와 상안검 아래 상윤부에 경미한 염증반응이 발생한다.

- 증상 : 렌즈를 착용하고 있는 느낌, 눈부심, 작열감 및 가려운 상태가 심해지고 불편없이 착용할 수 있는 시간이 감소된다.

- 징후 : 양측성 상윤부 부종, 상피혼탁, 상부 각막과 결막의 스테이닝, 위쪽에 V자 모양의 섬유혈관성(fibro-vascular) 판누스와 침윤 등이 관찰된다.

- 관리 : 경미한 경우 렌즈 착용시간을 줄인다. 심한 경우 짧은 기간 동안 렌즈 착용을 중지하고 비스테로이드 항염증성 약제를 투여한다. 모든 경우 단시간의 안정을 위해 인공눈물을 처방하고, 렌즈를 교체하고 방부제가 없는 관리용액으로 바꾸거나 1회용 디스포저블 렌즈로 바꾼다.

- 예후 : 상당히 좋다. 완전하게 치료하는데 1년 정도가 소요될 수 있다.

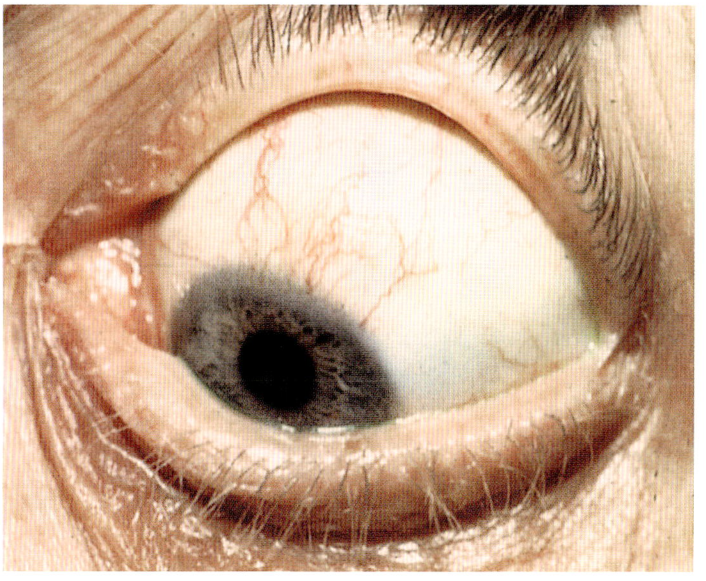

그림 2.19 콘택트렌즈 착용으로 유발된 상윤부각결막염. (사진제공 : Anthony Cullen)

참고문헌 :

[1] Abel R, Shovlin J and DePaolis M. (1985). A treatise on hydrophilic lens induced superior limbic keratoconjunctivitis. *ICLC*, **12**(2), 116–123.

[2] Campbell R and Caroline P. (1996). Contact lens induced superior limbic keratoconjunctivitis. *Spectrum*, **2**, 56.

[3] Dart J. (1986). Thiomersal keratoconjunctivitis. *Contax*, July, 18–22.

[4] Efron N. (1997). Contact lens-induced superior limbic keratoconjunctivitis. *Optician*, **213**(5599), 20–26.

[5] Sendele D, Kenyon K and Mobilia E. (1983). Superior limbic keratoconjunctivitis in contact lens wearers. *Ophthalmol*, **90**, 616–622.

[6] Stenson S. (1986). Soft lens-related superior limbic keratoconjunctivitis. *CL Forum*, Dec, 22–24.

3) 윤부상피비대(Limbal epithelial hypertrophy)

- 발생빈도 : 알려지지 않음.

- 조명 : 플루레신 염색 및 청색필터를 가입한 상태에서 평행육면체(parallelepiped) 조명.

- 원인 : 타이트하게 피팅된 하이드로겔 렌즈가 밴드처럼 작용하여 상피가 정상적으로 박리되는 것을 막는다. 윤부주변 각막에서 상피가 쌓여진 부위에 플루레신이 고인다.

- 증상 : 없다.

- 징후 : 각막 주변부 윤부 가까이에 띠 모양으로 플루레신 스테이닝을 보인다.

- 관리 : 렌즈가 너무 타이트하게 피팅되었으면 루즈해지도록 다시 피팅한다. 만약 피팅상태가 적절하면 계속 살펴보고 다른 디자인의 렌즈로 다시 피팅한다.

- 예후 : 다양하다. 어떤 착용자는 매일착용(daily wear) 방식을 유지하더라도 항상 이러한 상태를 보인다.

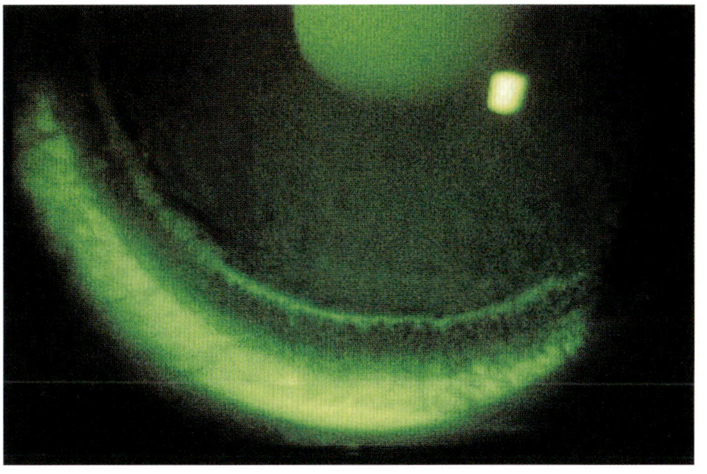

그림 2.20 윤부 상피 비대. (사진제공 : Arthur Back)

참고문헌 :

[1] Dougal J. (1992). Abrasions secondary to contact lens wear. In *Complications of Contact Lens Wear*, Vol. 1(ed. Tomlinson A), pp. 123-156. Mosby Year Books, St Louis.

[2] Farkas B and McGlone V. (1996). CCR – a hazard of extended wear. *Spectrum*, July, 51.

[3] Paragon Optical. (1998). Limbal epithelial hypertrophy. *Optician*, **217**(5687), 32.

4. 얼룩(Staining)

1) 고랑모양 얼룩(Furrow staining)

- 발생빈도 : 알려지지 않음. 연장착용(extended-wear) 방식의 콘택트렌즈 사용자에서 흔히 관찰된다.

- 조명 : 플루레신 염색 및 청색필터를 가입한 상태에서 평행육면체(parallelepiped) 조명.

- 원인 : 알려지지 않음. 윤부 상피 비대(limbal epithelial hypertrophy)가 변형된 것으로 추정된다.

- 증상 : 없다.

- 징후 : 윤부와 수직방향으로 홈과 같은 고랑에 플루레신이 고인다. 대부분 아래쪽을 향하는 것으로 관찰된다.

- 관리 : 혈관변화가 있는지 윤부를 관찰한다. 윤부혈관의 변화는 부종성 변화를 예측할 수 있는 선행신호이다. 만약 연장착용 렌즈에서 이런 양상이 보인다면, 매일착용 렌즈로 바꾸거나, 렌즈의 디자인을 변화시킬 필요가 있는지 고려한다.

- 예후 : 아주 좋다. 다른 디자인의 렌즈로 다시 피팅하면 흔히 문제가 제거된다.

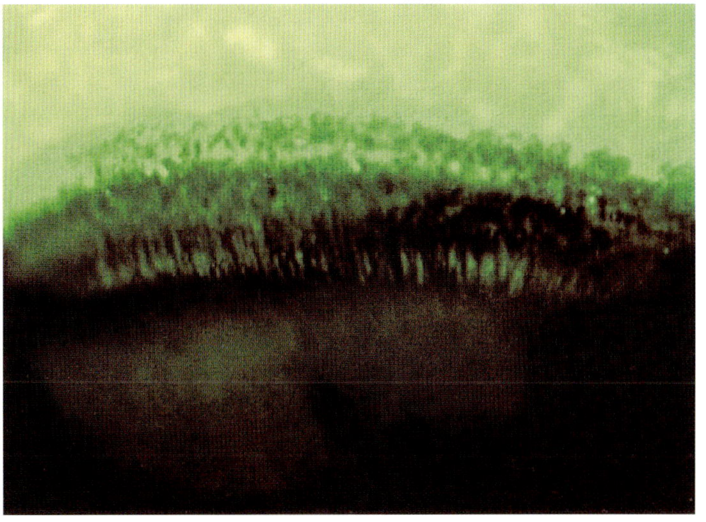

그림 2.21 고랑모양 얼룩. (사진제공 : Arthur Back)

참고문헌 :

[1] Chahine T and Weissman B. (1996). Peripheral corneal furrow staining: a sign to discontinue hydrogel contact lens use. *ICLC*, **23**(6), 229–233.

[2] Dougal J. (1992). Abrasions secondary to contact lens wear. In *Complications of Contact Lens Wear*, Vol. 1(ed. Tomlinson A), pp. 123–156. Mosby Year Books, St Louis.

2) 상부상피 활모양병변(SEALs ; Superior epithelial arcuate lesions)

- 발생빈도 : 소프트렌즈 착용자의 8%가 이 상태를 경험한다는 보고가 있지만, 최근의 보다 유연한 소프트렌즈는 이러한 상태를 크게 감소시킨다. 최근에 소개된 보다 빳빳한 실리콘 하이드로겔 렌즈는 발생빈도를 증가시킨다.

- 조명 : 플루레신 염색 및 청색필터를 가입한 상태에서 평행육면체(parallelepiped) 조명.

- 원인 : 다양하다 – 기계적(mechanical) 원인, 저산소증 및 렌즈의 탈수 등이 모두 연관된다. 가장 흔한 원인은 일부 유연하지 못한 하이드로겔 렌즈의 디자인이 상안검에 의한 압력으로 렌즈가 각막의 위쪽 주변부에서 안구표면과 일치하지 못하여 기계적인 외상이 발생하는 것이다. 렌즈가 윤부 바로 안쪽의 각막에 가하는 기계적인 압력을 증가시키는 원인이 되며 각막에 특징적인 스테이닝을 만든다.

- 증상 : 일반적으로 없다. 가끔 이물감이나, 렌즈를 제거하면 약한 자극감을 느낀다.

- 징후 : 10시~2시 방향에서 상윤부로부터 안쪽으로 1 mm 정도 떨어진 부위에 활모양의 얼룩이 발견된다. 얼룩은 윤부와 평행한 방향으로 폭 0.1~0.3 mm, 길이 2~5 mm 정도로 이어진다. 흔히 한쪽 눈에 나타나거나 비대칭성이다.

- 관리 : 렌즈를 제거하고, 3~4일간 착용을 중지한다. 35%의 경우는 해결된다. 더 얇고 더 유연한 재질의 렌즈로 바꿔준다. 주변부가 더 얇은 렌즈로 피팅하거나, 디자인은 같지만 후면광학부곡률반경이 더 플랫한 렌즈로 바꿔준다. 만약 문제가 지속된다면(대략 10% 정도에 해당임) RGP렌즈로 다시 피팅한다.

- 예후 : 매우 좋지만, 문제점을 없애기 위해 RGP 콘택트렌즈로 다시 피팅해야 되는 경우도 있다.

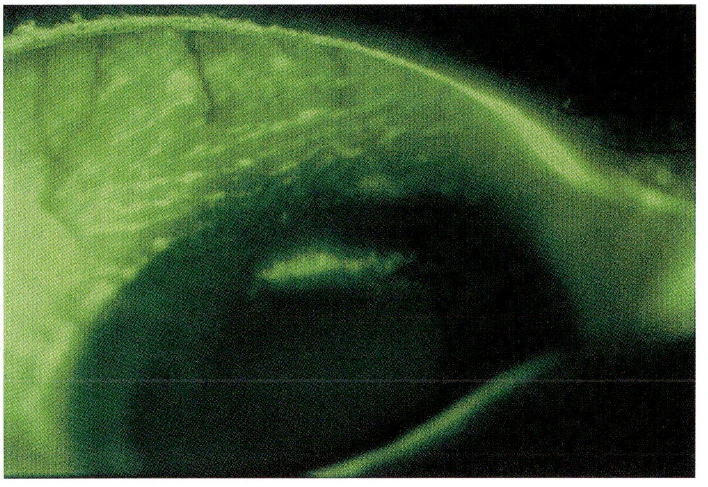

그림 2.22 상부상피의 활모양 병변(Superior epithelial arcuate lession).

참고문헌 :

[1] Hine N, Back A and Holden B. (1987). Aetiology of arcuate epithelial lesions induced by hydrogels. *J Brit Contact Lens Assoc Trans Ann Clin Conf*, pp. 48-50.

[2] Malinovsky V, Pole J, Pence N and Howard D. (1989). Epithelial splits of the superior cornea in hydrogel contact lens patients. *ICLC*, **16**(9/10), 252-254.

[3] Young G and Mirejovsky D. (1993). A hypothesis for the aetiology of soft contact lens induced superior arcuate keratopathy. *ICLC*, **20**(9/10), 177-179.

3) 하부활모양(SMILE) 얼룩(Inferior arcuate 〈SMILE〉 staining)

- 발생빈도 : 각막 얼룩의 대부분은 각막의 아래쪽에 위치한다.

- 조명 : 플루레신 염색 및 청색필터를 가입한 상태에서 평행육면체(parallelepiped) 조명.

- 원인 : 먼저 콘택트렌즈가 탈수되고 뒤이어 렌즈 후방의 눈물층에서 수분이 감소하여 상피가 건조해져서 얼룩이 발생한다. 고함수 렌즈, 얇은 렌즈, 건조한 환경 및 불완전한 순목상태에서 가장 심하다.

- 증상 : 대체로 없다. 가끔 건조함을 느끼고 렌즈를 착용할 수 있는 시간이 줄어든다.

- 징후 : 각막 아래쪽의 1/3 부위에서 윤부로부터 3~4 mm 떨어진 곳에 4시~8시 방향에 걸쳐 점모양 얼룩이 활처럼 퍼져 있다.

- 관리 :

  경미한 경우 – 처치가 필요하지 않다.

  심한 경우 – 인공눈물을 규칙적으로 사용하고, 올바르게 눈을 깜박이도록 연습을 시키며, 가습기를 사용하고, 함수율이 낮거나 두꺼운 소프트렌즈로 교체한다. 상태가 지속되면 RGP렌즈로 다시 피팅할 필요가 있다. 그러나 이러한 사람은 RGP렌즈로 피팅했을 때 흔히 '3 & 9' 스테이닝이 발생할 수 있다.

- 예후 : 다양하다. 불완전한 순목이 원인이라면, 완전하게 해결하지 못할 수도 있다.

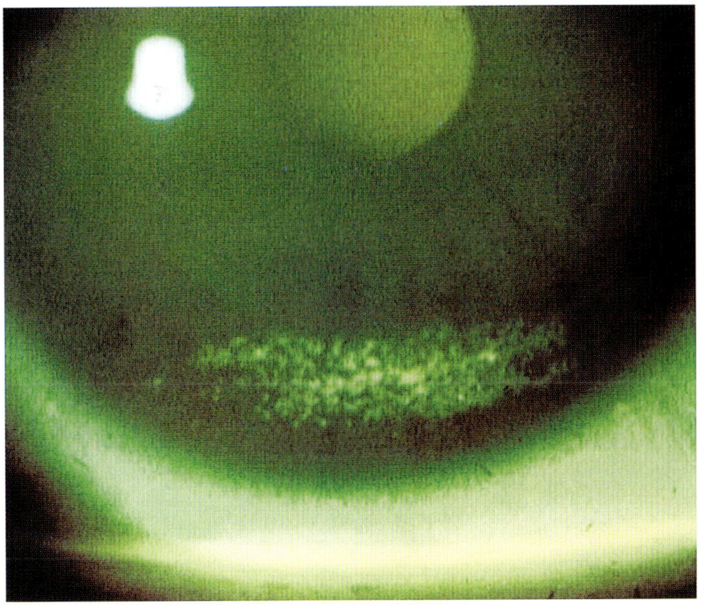

그림 2.23 렌즈의 탈수로 유발되는 얼룩은 전형적으로 각막 아래쪽의 1/3 지점에 점모양 얼룩이 활(SMILE)처럼 나타난다.

참고문헌 :

[1] Collins M, Stahmer D and Pearson G. (1989). Clinical findings associated with incomplete blinking in soft lens wearers. *Clin Exp Optom*, **72**(2), 55–60.

[2] Holden B, Sweeney D and Seger R. (1986). Epithelial erosions caused by thin high water content lenses. *Clin Exp Optom*, **69**(3), 103–107.

[3] Jones L and Jones D. (1995). Smile staining and dehydration. *Optician*, **210**(5513), 24–25.

[4] Orsborn G and Zantos S. (1988). Corneal desiccation staining with thin high water content contact lenses. *CLAO J*, **14**(2), 81–85.

[5] Schwallie J, McKenney C, Long W and McNeil A. (1997). Corneal staining patterns in normal non-contact lens wearers. *Optom Vis Sci*, **74**(2), 92–98.

[6] Zadnik K and Mutti D. (1985). Inferior arcuate corneal staining in soft contact lens wearers. *ICLC*, **12**(2), 110–114.

4) 기포눌림자국(Dimple-veil)

- 발생빈도 : 알려지지 않음. 주로 하드 콘택트렌즈 착용자에서 흔하며, 소프트렌즈 착용자에서 발생하는 경우는 드물다.

- 조명 : 플루레신 염색 및 청색필터를 가입한 상태에서 평행육면체(parallelepiped) 조명법이나 간접역조명법.

- 원인 : 피팅상태가 불량하여 각막과 렌즈의 후면 사이에서 기포가 갇힌 상태. 일반적으로 스티프하게 피팅된 렌즈의 중심부나 고도의 직난시가 있을 때 상방안정된(high riding) 렌즈의 주변부에서 관찰된다.

- 증상 : 없다.

- 징후 : 각막 상피에 조그마한 눌림 자국이 생기며, 마치 골프공의 표면과 비슷한 모양을 보인다.

- 관리 : 만약 중심부에 기포로 인한 눌림 자국(dimle veil)이 발생하면, 후면중심광학부 곡률반경을 더 플랫하게 피팅한다. 만약 주변부에 발생하면, 가장자리틈새(edge clearance)를 줄이거나 렌즈의 전체 사이즈를 줄이거나, 상방안정 상태를 피하기 위해 렌즈의 두께분포도를 조절하거나 또는 각막난시가 심하다면 후면 토릭렌즈로 바꿔준다.

- 예후 : 아주 좋다. 각막과 렌즈 사이의 피팅상태를 개선하면 즉시 해결된다.

참고문헌 :

[1] Jones L and Jones D. (1995). Dimple-veil staining. *Optician*, **210**(5509), 32.
[2] Zadnik K.(1988). A case of dimple veiling/staining. *Contact Lens Forum*, **13**(2), 69.

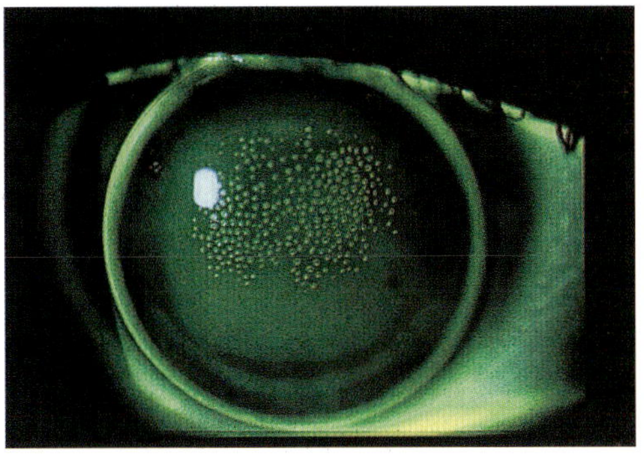

그림 2.24 스티프하게 피팅된 하드 렌즈를 착용하고 있는 사람에서 각막의 중심부에 기포로 인한 눌림자국(dimple-veiling)이 발생한 모습. (사진제공 : Kathryn Dumbleton)

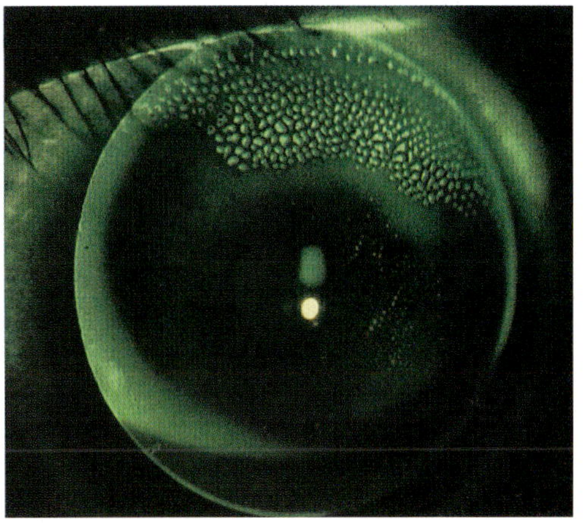

그림 2.25 상방안정된 하드렌즈를 착용하는 각막난시가 있는 사람에서 상방 안정된 렌즈로 인해 각막의 위쪽에서 관찰되는 주변부 기포눌림자국(dimple-veiling).

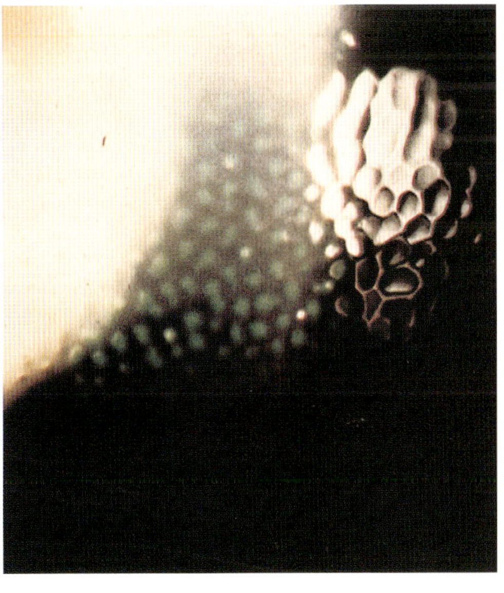

그림 2.26 그림 2.25에서 렌즈를 제거했을 때 각막의 주변부에서 보이는 기포눌림자국(dimple-veil). 각막 표면이 골프공 표면처럼 함몰되어 있다.

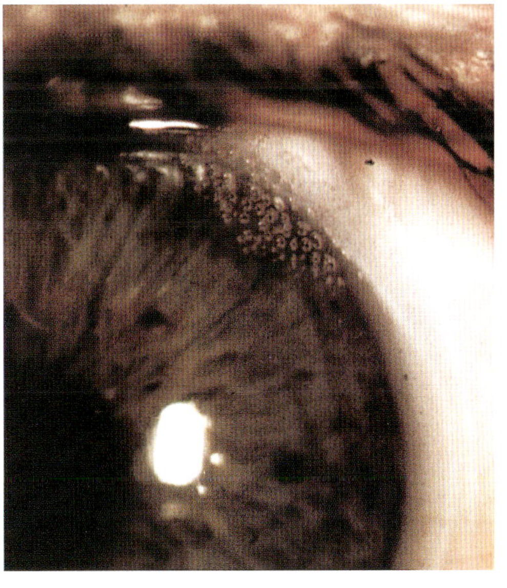

그림 2.27 두꺼운 하이드로겔 렌즈 착용자에서 관찰되는 주변부 기포눌림자국.

5) 렌즈후방 부유물(Post-lens debris)

- 발생빈도 : 알려지지 않음. 연장착용 렌즈에서 매우 높으며, 연장착용하는 날이 길어질수록 증가하는 경향이다. 또한 Dk값이 높은 실리콘 하이드로겔 렌즈에서 더 높으며 탄력계수가 높은 점이 원인으로 추정된다.

- 조명 : 평행육면체 조명법이나 간접역조명법.

- 원인 : 두 가지 유형이 일반적으로 보인다. 상피박리로 인한 세포 부유물이 렌즈에 갇힌 것과, 연장착용 후 점액이 덩어리를 형성한 것이다. 전형적으로 뻣뻣한 렌즈 특히 Dk값이 높은 실리콘 하이드로겔 렌즈를 연장착용했을 때, 렌즈의 뒤쪽에서 관찰된다.

- 증상 : 없다.

- 징후 : 세포 부유물이 렌즈 밑에 갇히어 작은 점모양 얼룩이 발생한다. 점액 덩어리가 렌즈의 뒤쪽에서 구면의 불투명하고 기름기가 있는 기포와 같은 20~200 μm 크기의 공처럼 보인다. 이것은 각막상피에 작은 눌림자국을 만든다. 연장착용 렌즈의 밑에서 이러한 덩어리가 생기는 것은 밤에 눈물층이 파괴되고 끈적거리는 점액이 눈덩이처럼 둘둘 말려서 공모양이 되는 것으로 추정된다.

- 관리 : 정도와 원인에 따라 다르다. 세포 부유물이 갇혔을 때 적절하게 관리하지 않으면 급성눈충혈(acute red eye)이 발생할 수 있다. 이러한 경우 매일착용 방식으로 바꾸거나, 피팅상태를 더 루즈하게 바꾸거나 뻣뻣하지 않은 재질의 렌즈로 다시 피팅한다. 아무런 문제를 유발하지 않을 정도로 점액 덩어리의 숫자가 적다면 특별한 관리가 필요하지 않다. 하지만, 많은 수의 점액 덩어리가 생기면 렌즈의 피팅상태가 적절하지 못하다는 신호이므로, 이러한 상태를 해결하기 위한 적절한 측정이 이루어져야 한다. 대안으로 매일착용 방식으로 렌즈를 착용하도록 한다.

- 예후 : 다양하다.

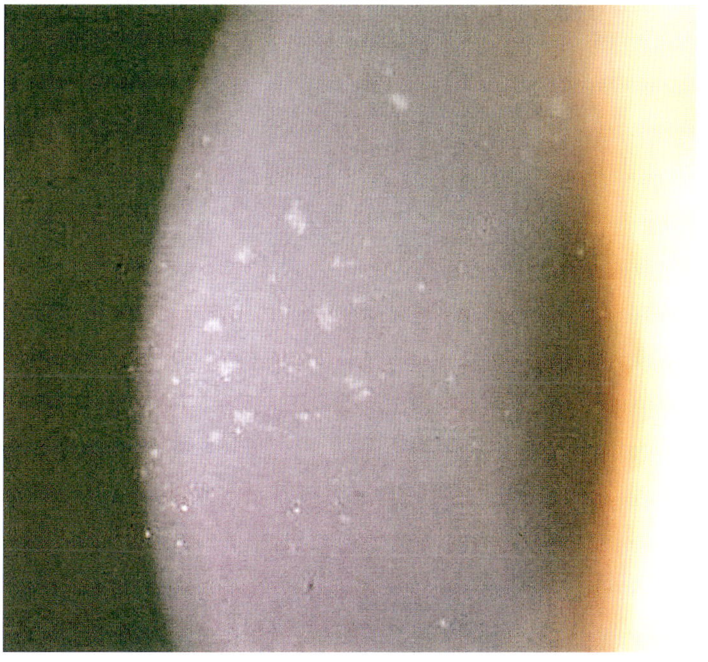

그림 2.28 두꺼운 고함수 소프트렌즈의 뒤쪽에 있는 부유물. (사진제공 : Charles Slonim)

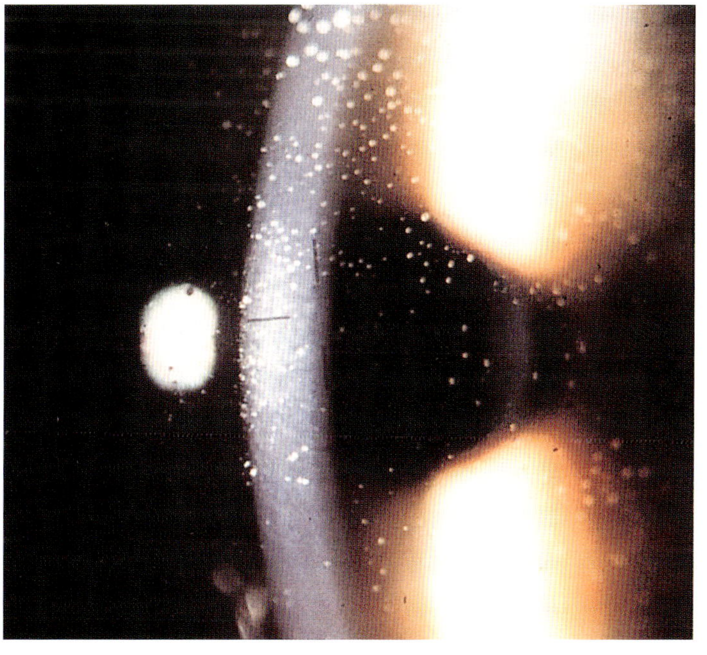

그림 2.29 Dk값이 높은 실리콘 하이드로겔 렌즈의 뒤쪽에 존재하는 부유물.
(사진제공 : Kathryn Dumbleton)

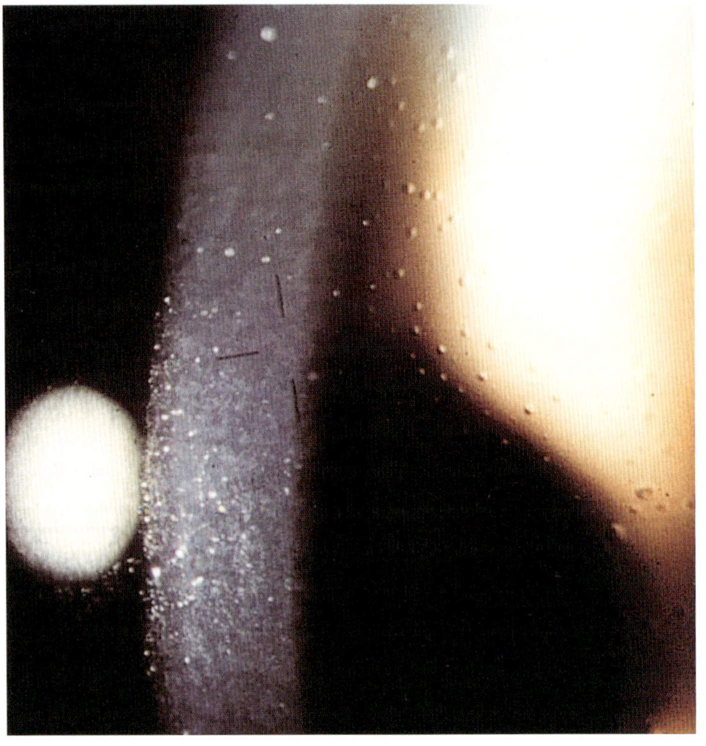

그림 2.30 렌즈 후방에 상당한 양의 부유물이 있던 Dk값이 높은 실리콘 하이드로겔 렌즈를 제거했을 때 기포눌림자국(Dimple-veil)의 모습. 눌린 자국은 역조명된 모습을 보이지 않는다. (사진제공 : Kathryn Dumbleton)

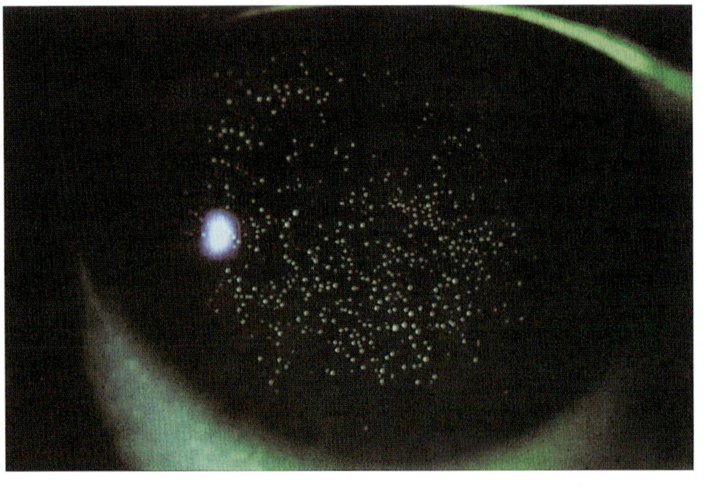

그림 2.31 렌즈 뒤쪽에 점액 덩어리가 관찰되었으며, Dk값이 높은 실리콘 하이드로겔 렌즈를 제거하고 플루레신을 점안했을 때 보이는 눌림자국. (사진제공 : Kathryn Dumbleton)

참고문헌 :

[1] Efron N. (1998). Contact lens-associated blinking disorders. *Optician*, **216** (5667), 18–23.

[2] McGrogan L, Guillon M and Dilly N. (1996). Objective quantification of particle exchange under hydrogel contact lenses. *Optom Vis Sci*, **73**(12s), 100.

[3] Pritchard N and Fonn D. (1998). Post-lens tear debris during extended wear of hydrogels. *Can J Optom*, **60**(2), 87–91.

[4] Zantos S. (1984). Ocular complications – corneal infiltrates, debris, and microcysts. *J Am Optom Assoc*, **55**(3), 196–198.

6) 관리용액 과민반응 / 독성(Solution hypersensitivity/toxicity)

- 발생빈도 : 하이드로겔 렌즈 착용자의 1~10% 정도에서 발생한다.
- 조명 : 플루레신 염색 및 청색필터를 가입한 상태에서 평행육면체(parallelepiped) 조명법이나 간접역조명법.
- 원인 : 관리용액의 성분에 노출된 각막 표면의 독성 변화. 일반적으로 티메로살(thiomersolate), 클로르헥시딘(chlorhexidine) 또는 염화벤잘코늄(benzalkonium chloride)이 포함된 관리용액을 사용하는 착용자에서 흔하게 보인다. 또한 특정한 효소세척제를 사용하는 착용자나 과산화수소(hydrogen peroxide) 소독법에서 렌즈를 중화시키지 않고 직접 착용했을 때에도 발생할 수 있다.
- 증상 : 없는 경우도 있다. 일반적으로 렌즈 착용시간의 감소나, 건조감 및 렌즈를 착용했을 때 처음에 따끔거리는 느낌 등이 있다.
- 징후 : 각막 상피 표층에 점모양 스테이닝이 확산된 상태를 보인다. 일반적으로 결막충혈이 나타나고 경우에 따라서 검결막 표면의 변화가 관찰된다.
- 관리 : 렌즈를 교환하고, 교체 주기가 짧은 렌즈로 바꾸거나, 독성 물질이 없는 관리용액으로 바꾼다. 소프트렌즈를 착용하는 사람은 하루용 디스포저블 렌즈로 바꾸어 관리용액으로부터 오염되는 것을 피할 수 있다.
- 예후 : 아주 좋다.

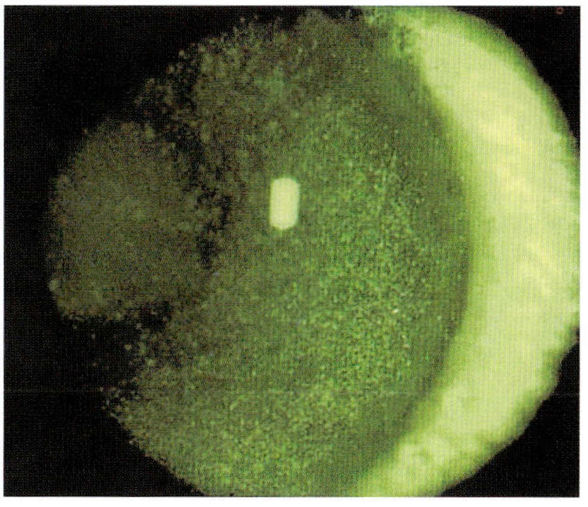

그림 2.32 콘택트렌즈 관리용액에 대한 과민반응으로 점모양 스테이닝이 넓게 퍼진 상태. (사진제공 : Ian Cox)

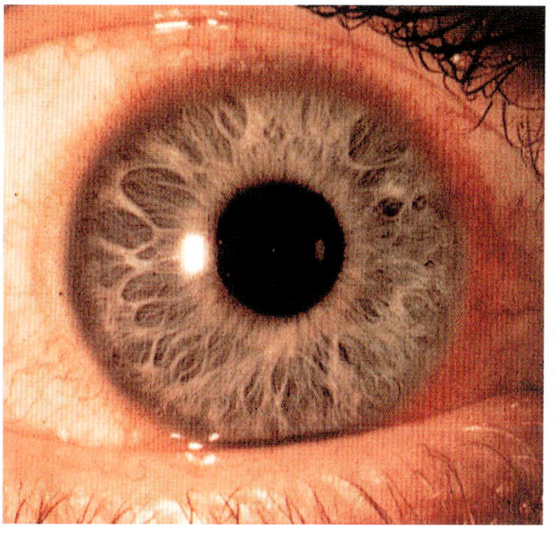

그림 2.33 티메로살(Thiomersolate) 성분의 관리용액에 대한 반응. 윤부주변에서 전형적인 충혈상태를 보인다.

참고문헌 :

[1] Bennett E and Davis L. (1994). Noninfectious corneal staining. In *Anterior Segment Complications of Contact Lens Wear*, Vol. 1(ed. Silbert J), pp. 41–58. Churchill Livingstone Inc, New York.

[2] Caffery B and Josephson J. (1994). Complications of lens care solutions. In *Anterior Segment Complications of Contact Lens Wear*, Vol. 1(ed. Silbert J), pp. 143–161. Churchill Livingstone Inc, New York.

[3] Dougal J. (1992). Abrasions secondary to contact lens wear. In *Complications of Contact Lens Wear*, Vol. 1(ed. Tomlinson A), pp. 123–156. Mosby Year Books, St Louis.

7) 표층점모양각막염(SPK ; Superficial punctate keratitis)

- 발생빈도 : 알려지지 않음. 표층점모양각막염(SPK)은 여러 가지 유형의 각막점모양얼룩을 나타내는 용어이다. 콘택트렌즈를 착용하지 않는 사람에서도 어느 정도의 얼룩이 나타날 수 있다.

- 조명 : 플루레신 염색 및 청색필터를 가입한 상태에서 평행육면체(parallelepiped) 조명법.

- 원인 : 원인이 다양하지만, 각막중심부의 표층점모양각막염(SPK)은 흔히 스트레스를 받은 상피세포를 조기에 박리시키는 만성 저산소증이 원인이다.

- 증상 : 종종 건조감이나 '작열감'을 느낀다. 증상이 없는 경우도 흔하다.

- 징후 : 표층 상피세포의 손상으로 생체염색시 상피표면의 함몰부에 얼룩이 나타난다.

- 관리 : 원인에 따라 달라진다(다른 형태의 각막 얼룩에 대한 관리 지침을 참조바람). 저산소증이 있다면 렌즈의 산소투과성을 증가시키고 연장착용을 매일착용 방식으로 바꾼다.

- 예후 : 실제 원인이 격리되고 적절하게 처치된다면 아주 좋다.

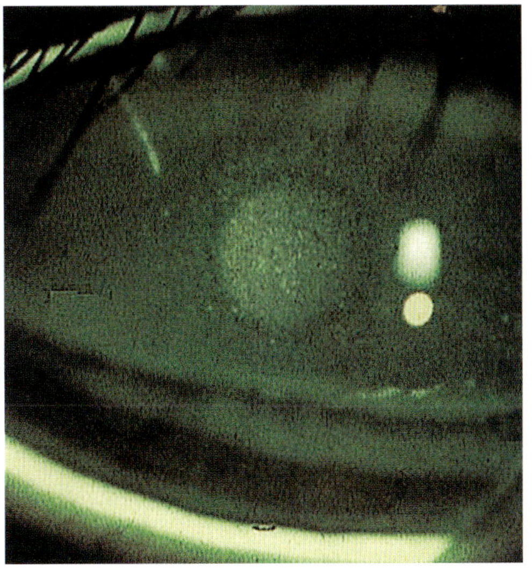

그림 2.34 PMMA 렌즈를 착용하는 사람에서 만성 저산소증으로 인한 중심부 표층점모양각막염(SPK).

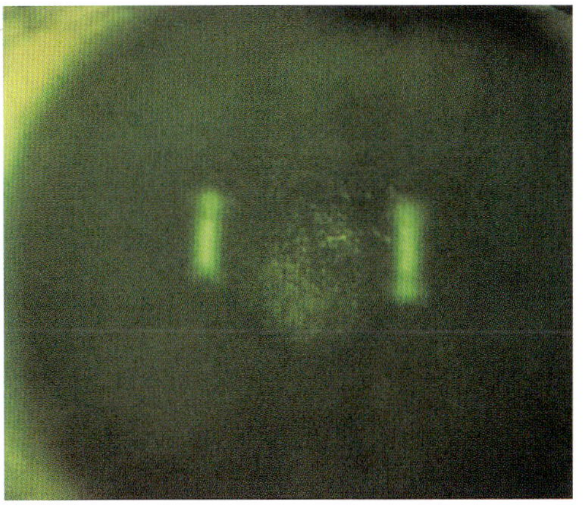

그림 2.35 소프트 렌즈를 착용하는 사람에서 관찰된 중심부 표층점모양각막염(SPK).

참고문헌 :

[1] Back A. (1988). Corneal staining with contact lens wear. *J Brit Contact Lens Assoc Trans Ann Clin Conf*, pp. 16–18.

[2] Begley C, Barr JT, Edrington TB *et al*. (1996). Characteristics of corneal staining in hydrogel contact lens wearers. *Optom Vis Sci*, **73**(3), 193–200.

[3] Bennett E and Davis L. (1994). Noninfectious corneal staining. In *Anterior Segment Complications of Contact Lens Wear*, Vol. 1(ed. Silbert J), pp. 41–58. Churchill Livingstone Inc, New York.

[4] Brennan N and Coles C. (1998). Adverse effects of corneal hypoxia. *Optician*, **215**(5654), 26–29.

[5] Efron N. (1996). Contact lens induced corneal staining. *Optician*, **212**(5558), 18–26.

[6] Schwallie J, McKenney C, Long W and McNeil A. (1997). Corneal staining patterns in normal non-contact lens wearers. *Optom Vis Sci*, **74**(2), 92–98.

8) 3~9시 방향 얼룩(3 & 9 staining)

- 발생빈도 : 매일착용 방식의 하드 렌즈를 착용하는 사람의 80% 정도에서 이러한 상태가 발생한다. 대략 15% 정도는 임상적으로 유의한 수준을 나타낸다.

- 조명 : 플루레신 염색 및 청색필터를 가입한 상태에서 평행육면체(parallelepiped) 조명법.

- 원인 : 불안정한 눈물층과 관련하여 주변부 각막의 건조가 원인이며, 그 외에도 렌즈의 주변부 피팅상태가 양호하지 못함, 부적절한 순목, 렌즈 습윤성 불량 및 비정상적인 눈물성분 등 매우 다양하다.

- 증상 : 눈이 건조하고 껄끄러우며 염증에 예민하고 렌즈를 착용할 수 있는 시간이 감소한다.

- 징후 : 4시~8시 방향의 상피에 점모양 얼룩이 나타나는 것과 함께 수평경선을 따라 결막이 충혈된다. 심한 경후, 가성군날개(pseudopterygium), 혈관성 윤부 각막염 또는 각막패임(dellen)이 발생할 수 있다.

- 관리 : 전반적으로 두께가 얇고 가장자리틈새(edge clearance)가 낮으며 직경이 큰 하드 렌즈로 피팅하고, 심한 상방안정이나 하방안정 상태를 피한다.
  만약 각막 난시가 높지 않으면, 직경을 늘리고 가장자리 틈새를 낮추며 전반적으로 두께를 감소시키고 가장자리 두께를 줄인다.
  각막난시가 심하면, 전체직경이 크고 후면 전체가 토릭면을 이루는 렌즈로 피팅하여 가장자리틈새가 최소 상태로 유지되도록 한다.
  모든 경우 올바른 순목 연습과 인공눈물이 도움을 줄 것이다.
  심각한 경우 소프트 렌즈로 교체하는 것이 마지막 방법일 수 있다.

- 예후 : 심하지 않은 경우 예후는 우수하다. 심한 경우 소프트렌즈로 교체하지 않으면 얼룩을 완전하게 제거할 수 없으며, 임상적으로 허용될 수 있는 정도까지 얼룩을 감소시키는 것이 가능한 최선의 목표이다.

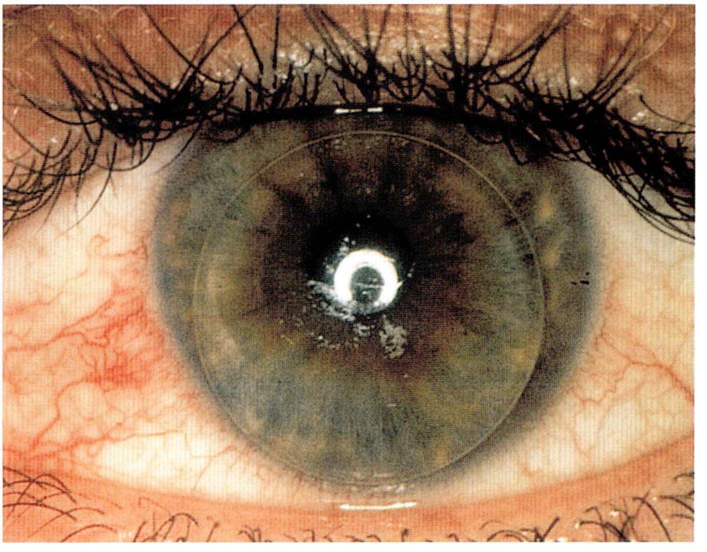

그림 2.36 콘택트렌즈 착용자가 흔히 경험하는 3~9시 방향 얼룩(3 & 9 staining). 전형적으로 수평방향의 충혈을 보임. (사진제공 : Desmond Fonn)

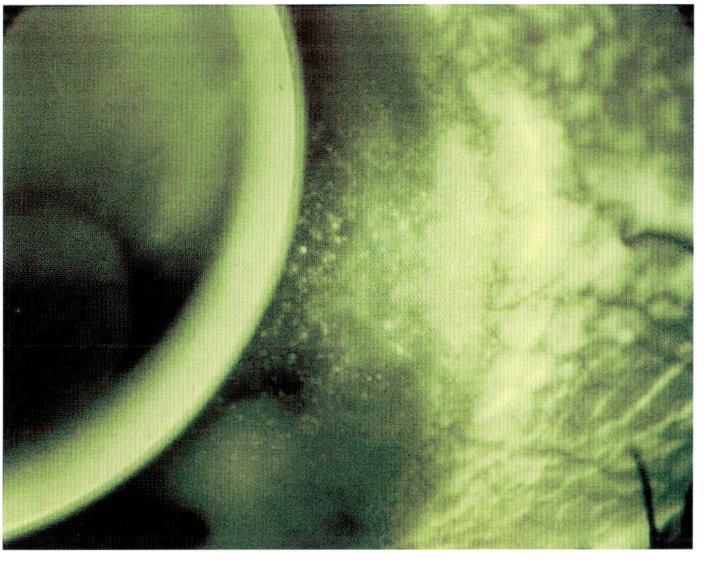

그림 2.37 3~9시 얼룩(3 & 9 staining)에서 플루레신이 흡수된 모습. (사진제공 : Ian Cox)

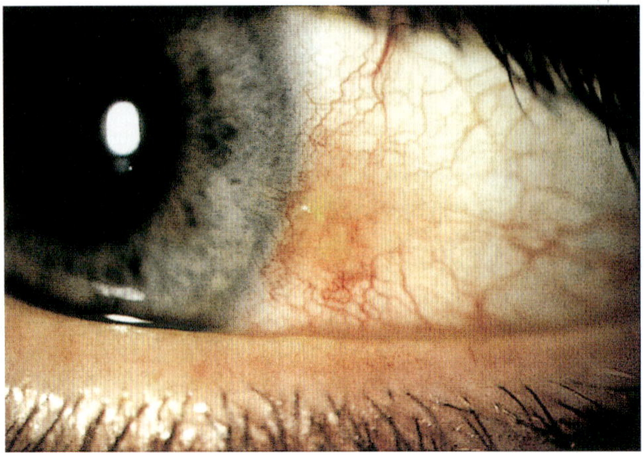

그림 2.38 만성적인 3~9시 얼룩(3 & 9 stainng)을 갖는 사람에서 발생한 혈관성 윤부각막염(Vascularized limbal keratitis).

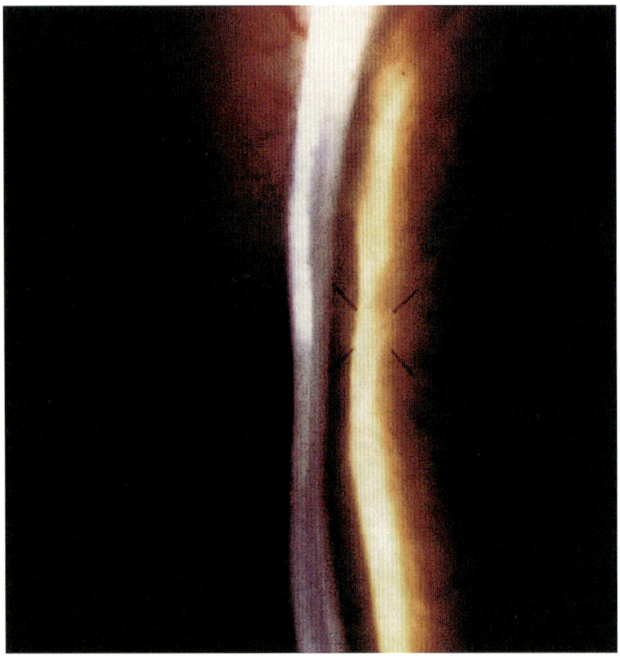

그림 2.39 만성적인 3~9시 얼룩(3 & 9 staining)을 갖는 사람에서 발생한 각막패임(dellen).
(사진제공 : Kathryn Dumbleton)

참고문헌 :

[1] Buch J. (1997). Peripheral corneal staining : a survey of RGP labs. *Spectrum*, May, 31–37.

[2] Businger U, Treiber A and Flury C. (1989). The etiology and management of three and nine o'clock staining. *ICLC*, **16**(5), 136–139.

[3] Campbell R and Caroline P. (1995). Dellen formation in RGP contact lens patients. *Spectrum*, **10**(6), 56.

[4] Grohe R and Lebow K. (1989). Vascularized limbal keratitis. *ICLC*, **16**(7/8), 197–209.

[5] Lebow K. (1994). Peripheral corneal staining. In *Anterior Segment Complications of Contact Lens Wear*, Vol. 1(ed. Silbert J), pp. 59–90. Churchill Livingstone Inc, New York.

[6] Mackie I. (1971). Localized corneal drying in association with dellen, pterygia and related lesions. *Trans Ophthalmol Soc UK*, 91, 129–145.

[7] Schnider C, Terry R and Holden B. (1996). Effect of patient and lens performance characteristics on peripheral corneal desiccation. *J Am Optom Assoc*, **67**(3), 144–150.

[8] Schnider C, Terry R and Holden B. (1997). Effect of lens design on peripheral corneal desiccation. *J Am Optom Assoc*, **68**(3), 163–170.

9) 렌즈고착(Lens binding) / RGP렌즈부착(RGP adherence)

• 발생빈도 : 하드 렌즈를 연장착용할 때 더 빈번하게 발생하며, 착용자의 80% 정도에서 아침에 눈을 떴을 때 렌즈가 각막에 고착된 상태를 보인다. 착용자와 관계가 깊은 현상이며, 대략 25% 정도는 이 상태가 지속적으로 발생한다. 매일착용 하드렌즈에서도 발생할 수 있다.

• 조명 : 확산 조명(Diffuse illumination).

• 원인 : 여러 가지 요인이 있다 :

– 착용자와 관련된다고 제시된 요인 – 심한 각막 난시, 안검의 장력, 각막의 주변부 형상, 눈물층의 특성.

– 렌즈와 관련된다고 제시된 요인 – 렌즈 직경, 주변부 커브 디자인, 음압, 가장자리 틈새, 재질의 유연성, 렌즈의 두께.

가장 설득력이 있는 설명은 다음과 같다. 렌즈가 밤에 상안검의 압력에 의해서 각막을 누르기 때문에 렌즈 후면의 눈물층이 없어진다. 결과적으로 얇고 점도가 높은 점액층만이 남게 되어 렌즈를 각막에 부착시키는 '접착제' 역할을 한다.

• 증상 : 거의 없다. 가끔 렌즈를 제거하기가 힘들고 렌즈를 제거하고 안경을 착용하면 약간의 흐림 현상(Spectacle blur)으로 불편을 겪는다.

• 징후 : 렌즈의 중간주변부 뒤에 렌즈후방 부유물(Retro-lens debris)이 존재하며, 렌즈를 제거했을 때 렌즈가 움직이지 않고 편심되었던 위치에 고리모양의 눌린자국이 남아 있다.

- 관리 : 이미 발표된 연구에 의하면 움직임이 좋은 렌즈가 고착을 줄인다고 제시되었다. 이러한 효과를 위해서는 가장자리 틈새를 증가시킨 작은 렌즈가 고착(binding)을 줄이는데 도움이 될 것이다. 후면광학부 곡률반경을 약간 더 플랫하게 피팅하는 것이 좋은지 아니면 약간 더 스티프하게 피팅하는 것이 좋은지에 대해서는 의견이 다르다. 그러나 저자의 의견은 대부분 약간 더 플랫한 렌즈가 가장 효과적이라고 생각한다. 추가적인 관리전략은 하드렌즈를 자주 교체하도록 하거나 소프트 렌즈로 다시 피팅하면서 연장착용을 매일착용 방식으로 바꾸는 것이 포함된다.

- 예후 : 다양하다. 착용자에 따라 차이가 뚜렷하다. 어떤 착용자는 지속적으로 고착상태를 경험한다. 만약 위에서 제시한 방법으로 처치하더라도 효과가 없으면 매일착용 하드렌즈로 교체하거나 소프트 렌즈로 다시 피팅해야 한다.

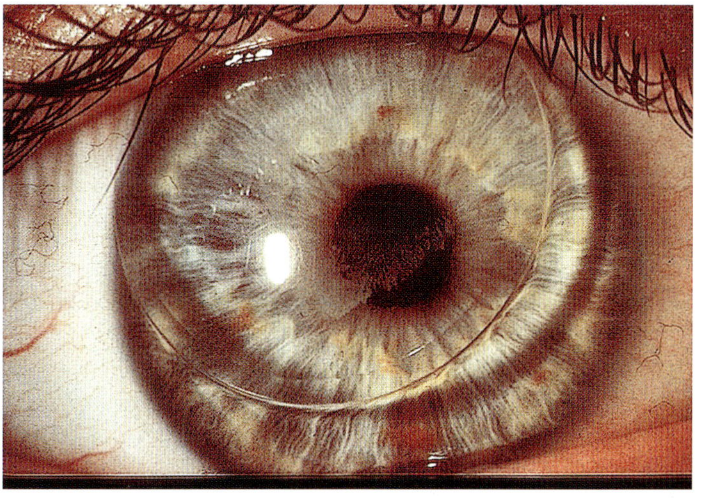

그림 2.40 렌즈를 제거하기 전에 각막에 부착된 하드 렌즈. 렌즈가 잘못 위치한 상태를 확실하게 볼 수 있다. (사진제공 : Cor van Mil)

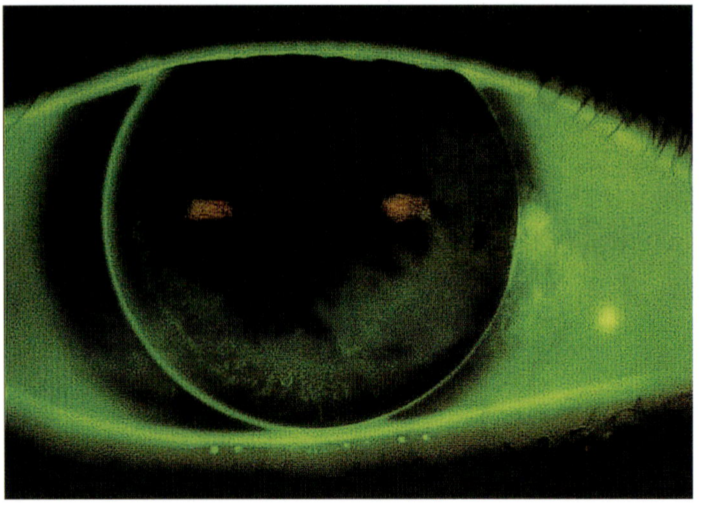

그림 2.41 하드렌즈가 고착된 상태. 깃털 모양의 플루레신 패턴이 점액으로 고착된 부위를 확실하게 보여준다. (사진제공 : Helen Swarbrick)

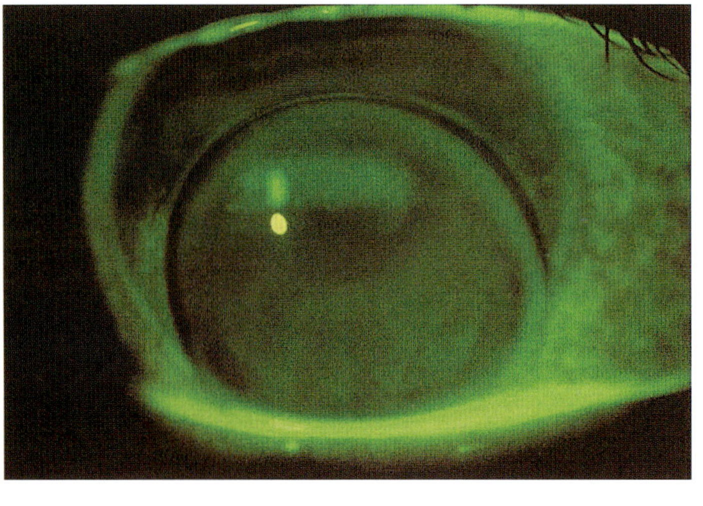

그림 2.42 렌즈를 제거하고 난후 각막의 플루레신 양상. 12시 방향에서 렌즈가 각막에 부착되었던 영역이 보이며, 각막을 덮고 있던 점액층의 눌린 부위가 고착되었던 렌즈의 가장자리를 따라 검은 선으로 보인다.

참고문헌 :

[1] Eiden S and Schnider C. (1996). Adherence of daily wear RGP contact lenses. *Spectrum*, **2**, 42–46.

[2] Kenyon E, Mandell R and Polse K. (1989). Lens design effects on rigid lens adherence. *J Brit Contact Lens Assoc*, **12**(2), 32–36.

[3] Swarbrick H and Holden B. (1991). The clinical correlates of RGP lens adherence. *Optom Vis Sci*, **68**(12s), 105.

[4] Swarbrick H and Holden B. (1987). Rigid gas permeable lens binding: significance and contributing factors. *Am J Optom Physiol Opt*, **64**(11), 815–823.

[5] Swarbrick H and Holden B. (1989). Rigid gas permeable lens adherence: a patient-dependent phenomenon. *Optom Vis Sci*, **66**(5), 269–275.

[6] Swarbrick H and Holden B. (1996). Ocular characteristics associated with rigid gas permeable lens adherence. *Optom Vis Sci*, **73**(7), 473–481.

[7] Woods C and Efron N. (1996). Regular replacement of rigid contact lenses alleviates binding to the cornea. *ICLC*, **23**(1 & 2), 13–18.

10) 각막 주름(Corneal wrinking)

- 발생빈도 : 알려지지 않음. 두께가 얇은 소프트렌즈 착용자에서 빈번하며, 특히 고함수 소프트렌즈 착용자에서 흔하게 발생한다.

- 조명 : 플루레신 염색 및 청색필터를 가입한 상태에서 확산조명법.

- 원인 : 렌즈가 탈수되어 각막에 물리적인 압력을 가하여 각막의 모양이 변한다.

- 증상 : 렌즈를 제거하고 안경을 착용할 때 흐려 보임(Spectacle blur) 상태가 상당할 수 있다.

- 징후 : 각막면에 형성된 고랑(furrow)에 플루레신이 고인다.

- 관리 : 더 플랫한 렌즈로 교체하거나, 탈수가 덜하도록 더 두꺼운 렌즈로 교체한다.

- 예후 : 렌즈를 적절하게 다시 피팅하면, 우수하다.

참고문헌 :

[1] Lowe R and Brennan N. (1987). Corneal wrinkling caused by a thin medium water content lens. *ICLC*, **14**, 403-406.

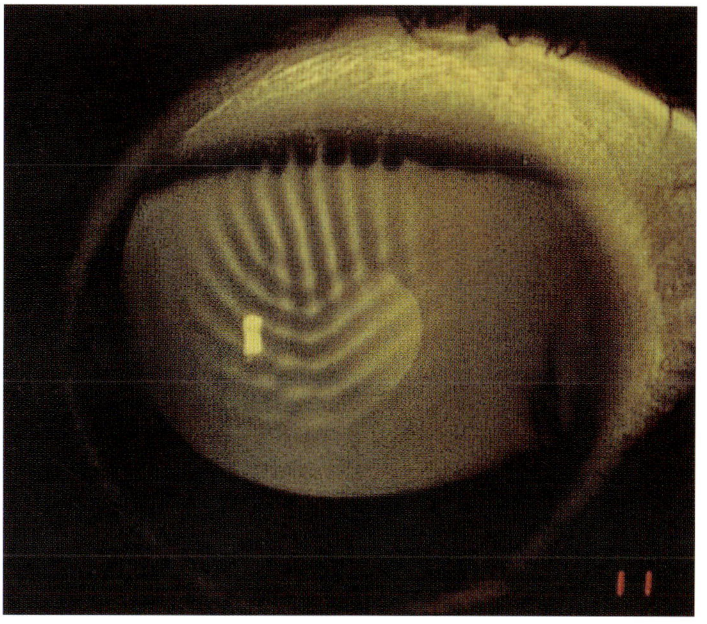

그림 2.43 아주 얇은(ultrathin) 하이드로겔 렌즈를 착용한 사람에서 발생한 각막주름. (사진제공 : Gary Orsborn)

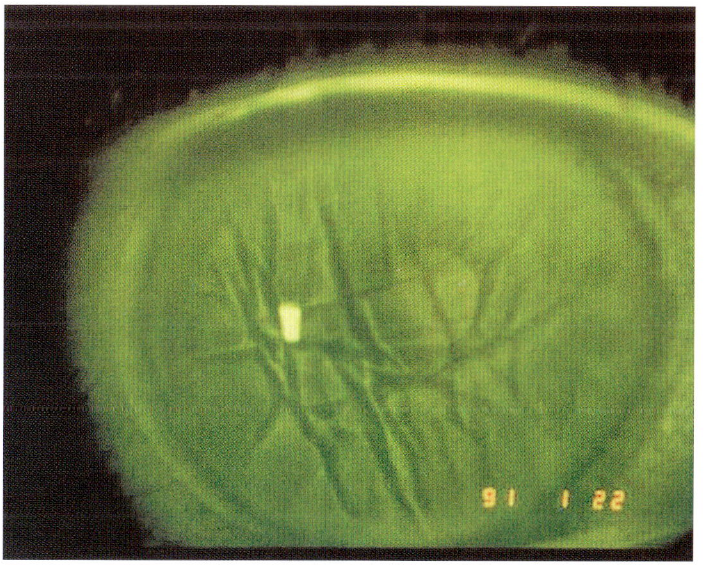

그림 2.44 압박안대를 착용한 사람에서 발생한 각막주름. (사진제공 : Ian Cox)

5. 부종(Oedema)

1) 상피미세낭포(Epithelial microcysts)

- 발생빈도 : 렌즈를 착용하지 않는 사람의 50% 정도에서 적은 숫자의 낭포를 보인다. 매일착용 방식의 렌즈착용자 가운데 10~20% 정도에서 소수의 낭포가 나타나며, 산소침투성이 낮은 재질이나 연장착용 렌즈를 착용하는 사람은 숫자가 더 증가한다.

- 조명 : 한계 역조명(Marginal retro-illumination).

- 원인 : 저산소증이 각막의 유사분열 상태의 변형을 야기한다. 기저막에서 상피내층과 인접한 곳에 죽은 세포물질이 덩어리를 형성하고 상피를 통해서 안구표면으로 이동한다.

- 증상 : 없다.

- 징후 : 연장착용 렌즈를 착용하기 시작하여 2~3개월 정도가 지났을 때 표면상피에서 15~50 μm 크기의 상피수포(epithelial vesicle)가 발견된다. 이러한 세포부유물은 주위의 조직보다 굴절률이 더 높기 때문에 역조명으로 관찰된다. 만약 상피를 뚫고 표면으로 나온다면 각막에 미세한 점모양 얼룩이 나타날 것이다.

- 관리 : 미세낭포의 숫자가 20개 이하로 적은 경우 별다른 조치가 필요하지 않다. 만약 더 많은 숫자가 발견된다면 콘택트렌즈 재질의 산소투과성을 증가시키거나 연장착용 렌즈를 매일착용 방식으로 바꾼다.

- 예후 : 아주 좋다. 초기에는 미세낭포의 숫자가 증가하지만 각막내의 유사분열이 정상수준으로 돌아가면 점차적으로 그 숫자가 줄어든다. 3~4개월이 지나면 해결된다.

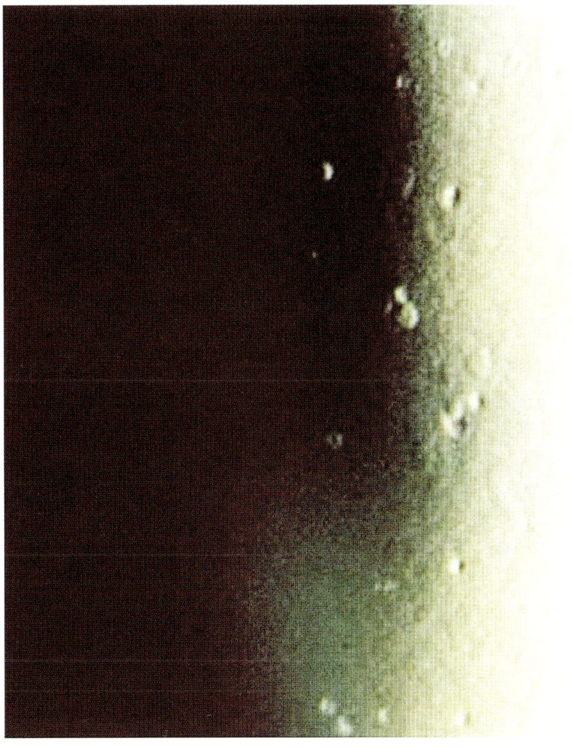

그림 2.45 상피미세낭포. 이러한 구조는 역조명된 상태를 보인다. (사진제공 : Charles Slonim)

참고문헌 :

[1] Efron N. (1996). Contact lens induced epithelial microcysts. *Optician*, **211**(5549), 24-29.

[2] Fonn D and Holden B. (1988). Rigid gas permeable vs hydrogel contact lenses for extended wear. *Am J Optom Physiol Opt*, **65**(7), 536-544.

[3] Holden B and Sweeney D. (1991). The significance of the microcyst response: a review. *Optom Vis Sci*, **68**(9), 703-707.

[4] Zantos S. (1983). Cystic formations in the corneal epithelium during extended wear of contact lenses. *ICLC*, **10**(3), 128-146.

2) 기질선조(Stromal striae)

- 발생빈도 : 알려지지 않음.

- 조명 : 평행육면체 조명법.

- 원인 : 저산소증으로 인해 각막에 젖산이 축적되고, 기질내부에서 삼투압의 평형상태가 깨져서 각막에 수분이 유입된다. 이것은 각막부종이 5% 이상일 때 발생하고 부종이 심해짐에 따라 선조의 숫자도 함께 증가한다.

- 증상 : 없음

- 징후 : 뒤쪽 기질에 수직으로 향하는 가는 선이 보인다.

- 관리 : 산소투과율이 높은 렌즈로 바꾼다.
  매일착용 렌즈는 산소투과율(Dk/t)이 최소 24×10^{-9}(cm ml O_2)/(s ml mmHg) 이상이어야 하고, 연장착용 렌즈는 최소 87×10^{-9}(cm ml O_2)/(s ml mmHg) 이상이어야 한다.
  연장착용을 매일착용 방식으로 바꾼다.

- 예후 : 매우 좋다.

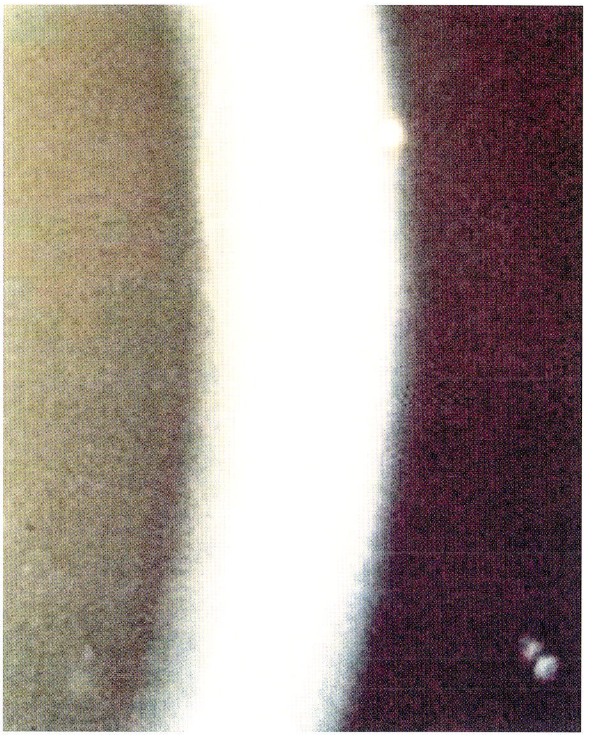

그림 2.46 각막선조(Corneal striae). (사진제공 : Charles Slonim)

참고문헌 :

[1] Efron N. (1996). Contact lens induced corneal oedema. *Optician*, **211**(5540), 18-27.

[2] Holden B, Sweeney D and Sanderson G. (1984). The minimum precorneal oxygen tension to avoid corneal edema. *Invest Ophthalmol Vis Sci*, **25**, 476-480.

[3] Holden B and Mertz G. (1984). Critical oxygen levels to avoid corneal edema for daily and extended wear contact lenses. *Invest Ophthalmol Vis Sci*, **25**, 1161-1167.

[4] La Hood D and Grant T. (1990). Striae and folds as indicators of corneal edema. *Optom Vis Sci*, **67**(12s), 196.

[5] Polse K and Mandell R. (1976). Etiology of corneal striae accompanying hydrogel lens wear. *Invest Ophthalmol Vis Sci*, **15**, 553-556.

[6] Sarver M. (1971). Striate corneal lines among patients wearing hydrophilic contact lenses. *Am J Optom*, **48**, 762-763.

3) 각막 신생혈관(Corneal neovascularization)

- 발생빈도 : 모든 렌즈착용자의 10% 정도에서 어느 정도의 신생혈관이 발생한다. 렌즈의 산소투과율과 관계가 있다. 하드렌즈 착용자의 1% 이하, 매일착용 소프트렌즈 착용자의 5~10% 정도 및 연장착용 소프트렌즈 착용자의 10~20% 정도에서 임상적으로 유의한 수준의 신생혈관이 발생한다.

- 조명 : 간접 역조명.

- 원인 : 저산소증이 기질부종을 일으키고 기질을 약하게 만든다. 2차적으로 혈관자극제(vasostimulatory agents)가 배출되어 각막으로 혈관이 자라 들어간다.

- 증상 : 없다

- 징후 : 각막의 양쪽에 새로운 혈관이 보인다. 윤부 충혈과 연결될 가능성이 있다. 하이드로겔 렌즈를 매일착용 방식으로 사용하면 혈관이 대략 0.5 mm 정도 침투하며, 연장착용하면 1.5 mm 정도 침투한다. 상안검 밑의 산소공급이 저하되므로 각막의 위쪽에서 흔히 발생한다.

- 관리 : 렌즈의 산소투과율을 증가시키거나 렌즈 착용시간을 단축하여 각막에 산소공급을 증가시킨다.

- 예후 : 아주 좋다. 렌즈를 다시 피팅한 후 몇 개월이나 1년 정도까지 유령혈관(ghost vessel)이 남을 수 있다.

참고문헌 :

[1] Boyce P and Carman S. (1998). A method to quantify vascularization. *ICLC*, **25**, 77-84.

[2] Efron N. (1996). Contact lens induced corneal neovascularization. *Optician*, **211**(5533), 26-35.

[3] McMonnies C. (1984). Risk factors in the etiology of contact lens induced corneal vascularization. *ICLC*, **11**, 286-293.

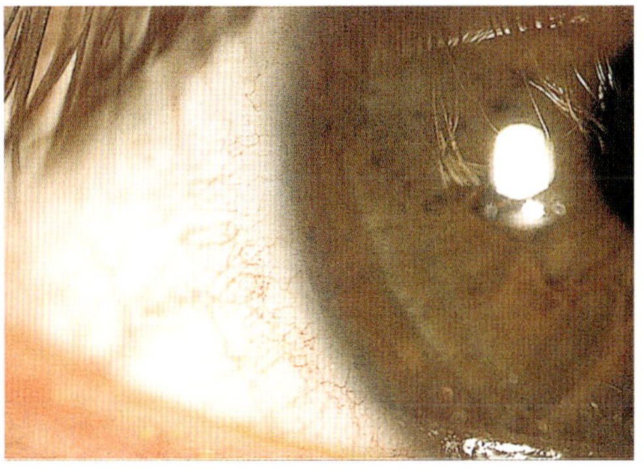

그림 2.47 윤부에 혈관이 자라기 시작한 상태. 이것은 주로 저산소증의 징후이며, 흔히 신생혈관을 초래할 것이다.

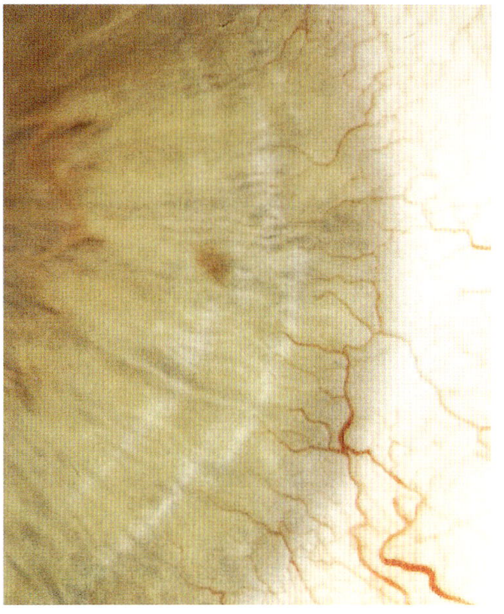

그림 2.48 소프트 콘택트렌즈 착용자에서 신생혈관이 자라난 상태. (사진제공 : Patrick Caroline)

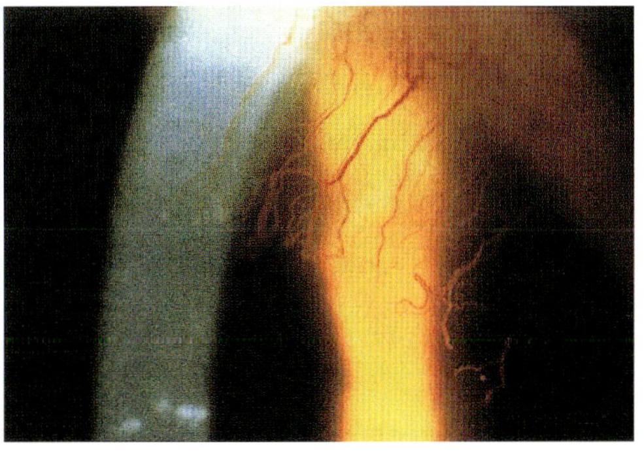

그림 2.49 두꺼운 소프트렌즈 밑에서 신생혈관이 상당히 자란 상태. (사진제공 : Patrick Caroline)

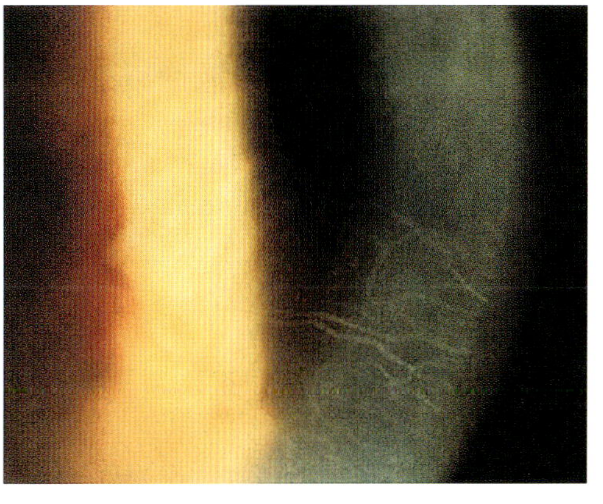

그림 2.50 간질각막염(interstitial keratitis) 환자에서 유령혈관이 보이는 상태. 신생혈관의 두께를 주목하라. (사진제공 : Anthony Cullen)

4) 내피세포다형화(Endothelial polymegethism)

- 발생빈도 : 알려지지 않지만, 내피세포의 변화는 자연스러운 노화과정이다. 콘택트렌즈가 이 과정을 촉진하며, 다형화(polymegethism)의 정도는 렌즈를 착용한 기간과 저산소증의 정도와 관련된다.

- 조명 : 경면반사조명법(Specular reflection).

- 원인 : 장기간 저산소증으로 인한 만성 기질산독증(stromal acidosis)이 내피세포를 구조적으로 손상시키고, 이로 인해 내피의 펌프작용이 손실될 수 있다.

- 증상 : 각막고갈증후군(corneal exhaustion syndrome)의 발달과 연결될 수 있지만, 일반적으로 증상이 없다.

- 징후 : 가장 작은 내피세포와 가장 큰 내피세포의 비율이 1 : 5에서 1 : 20까지 증가하며, 경면반사법으로 관찰할 때 크기가 상당히 다른 세포가 배열된 상태를 볼 수 있다.

- 관리 : 저산소증이 장기간 지속되었음을 나타내며, 따라서 산소투과율이 높은 렌즈로 다시 피팅한다.

- 예후 : 좋지 않다. 내피의 형태는 절대로 회복되지 않는다.

그림 2.51 정상적인 내피세포의 모자이크 모양. (사진 : Michael Doughty 제공. OPO(1998). 18, 415-422로부터 재생하였음)

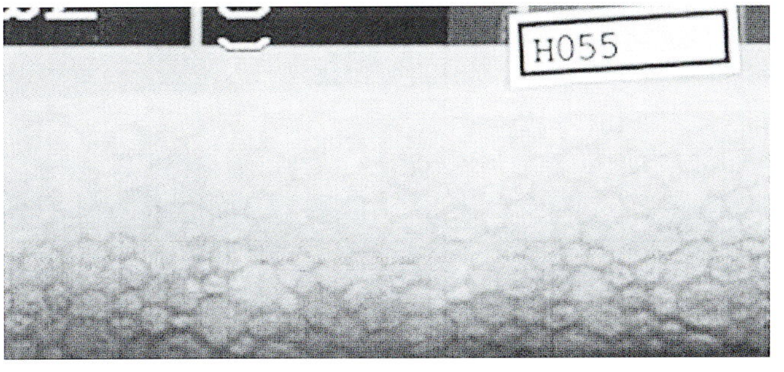

그림 2.52 모양이 다양하게 변한(polymegethous) 내피세포의 모자이크 모양. (사진제공 : Michael Doughty)

참고문헌 :

[1] Doughty M and Fonn D. (1993). Pleomorphism and endothelial cell size in normal and polymegethous human corneal endothelium. *ICLC*, **20**(5/6), 116–122.

[2] Efron N. (1996). Contact lens induced endothelial polymegethism. *Optician*, **212**(5575), 20–28.

[3] Holden B, Sweeney D, Vannas A, Nilsson K and Efron N. (1985). Effects of long–term extended contact lens wear on the human cornea. *Invest Ophthalmol Vis Sci*, **26**(11), 1489–1501.

[4] McMahon T, Polse K, McNamara N and Viana M. (1996). Recovery from induced corneal edema and endothelial morphology after long–term contact lens wear. *Optom Vis Sci*, **73**(3), 184–188.

[5] MacRae S, Matsuda M and Phillips D. (1994). The long–term effect of polymethylmethacrylate contact lens wear on the corneal endothelium. *Ophthalmol*, **101**, 365–370.

[6] Schoessler J. (1983). Corneal endothelial polymegethism associated with extended wear. *ICLC*, **10**(3), 148–155.

5) 내피 여과포(Endothelial blebs)

- 발생빈도 : 실리콘 하이드로겔 렌즈 착용자를 제외하고 콘택트렌즈를 처음 착용하는 사람의 100%에서 발생한다. 반응의 정도는 렌즈의 산소투과율에 비례하며, 콘택트렌즈의 착용에 적응한 사람은 감소한다. 이로부터 콘택트렌즈의 착용에 대한 적응반응으로 제시된다.

- 조명 : 경면반사 조병법.

- 원인 : 이산화탄소의 분출 방해로 탄산이 증가하거나(탄산과잉증), 산소결핍으로 젖산이 증가하여(저산소증) 국소적인 pH의 산성화(산독증)가 발생하고, 이로 인해 내피세포의 부종이 발생한다. 경면반사로 관찰할 때 전방을 향하여 부풀어 있는 내피세포가 광학적으로 빈 공간을 만든다.

- 증상 : 증상을 느끼지 못한다.

- 징후 : 내피세포 모자이크 내에서 반사되지 않고 검게 보이는 부위가 내피에서 구멍처럼 나타난다. 렌즈를 착용하고 10분 정도가 지나면 나타나고, 20~30분이 지나면 최고에 달했다가 2~3시간이 지나면 가라앉는다.

- 관리 : 특별히 필요하지 않다.

- 예후 : 아주 좋다. 렌즈를 빼고 몇 분이 지나면 여과포가 사라진다.

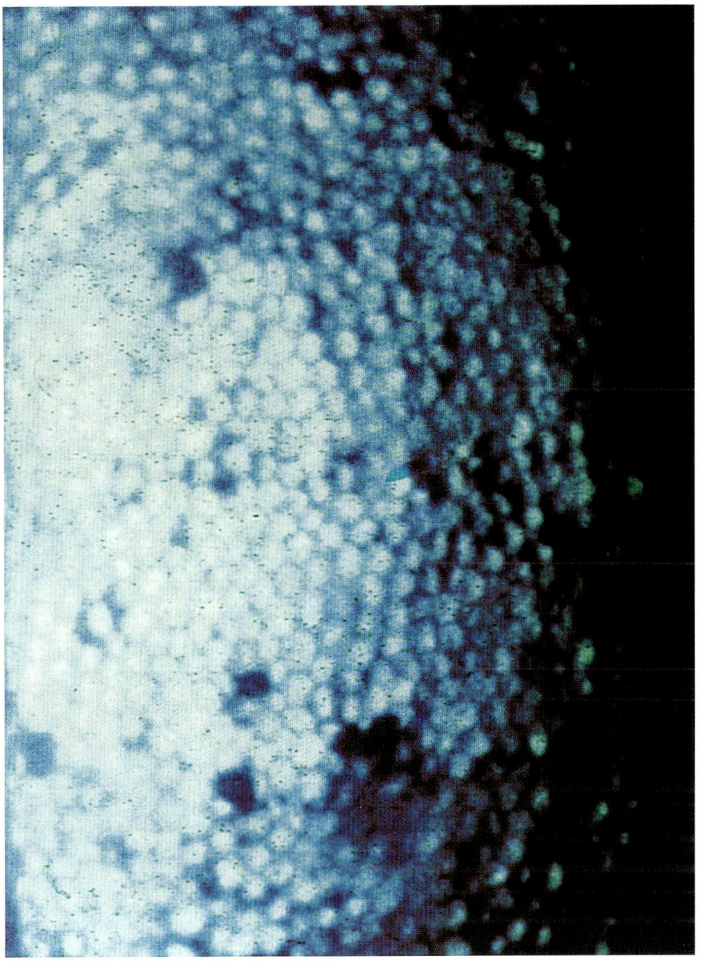

그림 2.53 내피 여과포. (사진제공 : Steve Zantos)

참고문헌 :

[1] Bonnano J and Polse K. (1987). Corneal acidosis during contact lens wear: effects of hypoxia and CO_2. *Invest Ophthalmol Vis Sci*, **28**, 1514–1520.

[2] Efron N. (1996). Contact lens induced endothelial blebs. *Optician*, **212**(5567), 34–37.

[3] Zantos S and Holden B. (1977). Transient endothelial changes soon after wearing soft contact lenses. *Am J Optom Physiol Opt*, **54**, 856–858.

6) 각막 왜곡(corneal distortion)

- 발생빈도 : PMMA 콘택트렌즈를 오래 착용한 사람의 30% 정도에서 각막왜곡이 나타나고, PMMA 렌즈 착용자의 90% 정도가 렌즈를 제거하고 안경을 착용할 때 흐림현상(Spectacle blur)을 경험한다. 가끔 각막뒤틀림증후군(Corneal Warpage Syndrome)이라고도 한다.

- 조명 : 슬릿램프로 관찰되지 않는다. 케라토미터나 레티노스코프 또는 각막지형도 검사에서 관찰된다.

- 원인 : 만성적인 저산소증이나 피팅상태가 양호하지 못한 렌즈를 착용했을 때 각막모양이 변형된다. 구면렌즈를 착용하고 있는 각막 난시가 심한 사람에서도 관찰되고, 산소투과율이 낮은 하드렌즈나 PMMA 렌즈를 장기간 착용하는 사람에서도 관찰된다.

- 증상 : 렌즈를 제거하고 바로 안경을 착용할 때 흐림 현상(spectacle blur).

- 징후 : 레티노스코프 반사빔의 왜곡, 케라토미터 마이어상의 왜곡, 각막곡률의 스티프한 방향으로 변화 그리고 각막지형도의 왜곡현상 등이 나타난다.

- 관리 : 산소투과율이 높은 렌즈로 다시 피팅하거나 렌즈의 피팅상태를 개선한다. 가장 적절한 처치는 산소투과율이 중간 이상인 렌즈로 교체하는 것이며, 다시 피팅하기 전에 렌즈착용을 중지시키는 것보다 즉시 하드 렌즈를 양호한 상태로 피팅하는 것이 좋다.

- 예후 : 초기 단계에서 발견하고 잘 관리한다면 일반적으로 좋다. 몇 년 동안 각막왜곡이 교정되지 않은 상태로 지속되었다면 렌즈착용을 중지하더라도 회복되지 않을 수 있다.

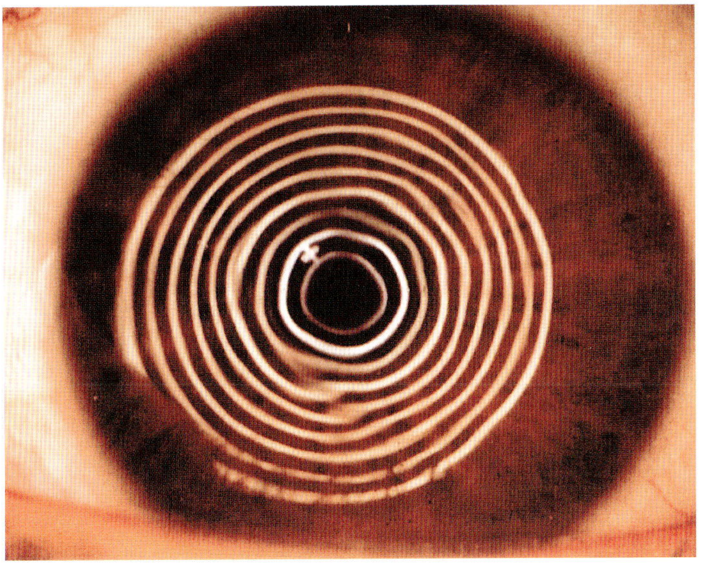

그림 2.54 비디오 케라토미터 장치로 관찰했을 때 각막왜곡의 모습. (사진제공 : Patrick Caroline)

참고문헌 :

[1] Brown H. (1980). Corneal warpage syndrome – diagnosis and management. *Contact Intraoc Lens Med J*, 6, 383–385.

[2] Hartstein J. (1965). Corneal warping due to wearing of corneal contact lenses. *Am J Ophthalmol*, 60, 1103–1104.

[3] Levenson D and Berry C. (1983). Findings on follow up of corneal warpage patients. *CLAO J*, 9, 126–129.

[4] Rengstorff R. (1994). Contact lens-induced corneal distortion. In *Anterior Segment Complications of Contact Lens Wear*, Vol. 1(ed. Silbert J), pp. 351–365. Churchill Livingstone Inc, New York.

7) 각막고갈증후군(Corneal exhaustion syndrome)

- 발생빈도 : 알려지지 않았지만, 드물다. PMMA 렌즈나 두껍고 함수율이 낮은 소프트 렌즈를 오랫동안 착용한 사람에서만 볼 수 있다.

- 조명 : 슬릿램프로 관찰되지 않는다.

- 원인 : 만성적인 저산소증이나 탄산과잉증으로 인한 각막의 대상작용이 상실된 상태(corneal decompensation). 내피의 대상작용이 상실될 수도 있다.

- 증상 : 렌즈를 착용하기 시작하고 몇 년이 지났을 때, 눈이 불편하고, 렌즈를 착용할 수 있는 시간이 감소하며, 각막 부종이 심해지고 결국 콘택트렌즈를 착용하기 힘든 상태가 된다.

- 징후 : 내피 변화, 기질혼탁 및 각막왜곡이 발생한다.

- 관리 : 렌즈 착용을 중단한다. 가끔씩 착용할 수 있도록 렌즈를 다시 피팅한다.

- 예후 : 좋지 않다.

참고문헌 :

[1] Holden B and Sweeney D. (1988). Corneal exhaustion syndrome(CES) in long-term contact lens wearers : a consequence of contact lens-induced polymegethism? *Am J Optom Physiol Opt*, **65**(12s), 95.

[2] Sweeney D. (1992). Corneal exhaustion syndrome with long-term wear of contact lenses. *Optom Vis Sci*, **69**(8), 601-608.

8) 각막감각저하(Corneal hypoesthesia)

- 발생빈도 : 알려지지 않음.

- 조명 : 슬릿램프로는 관찰되지 않음. 각막지각계(aesthesiometer)가 필요하다.

- 원인 : 산소투과율이 충분하지 못한 렌즈를 착용하여 각막의 감각이 둔화되며, 렌즈의 산소투과율과 직접적으로 관련이 있다. 각막감각저하는 PMMA 렌즈에서 가장 심하게 발생한다.

- 증상 : 없다.

- 징후 : 각막의 촉감에 대한 역치가 증가한다.

- 관리 : 각막 지각의 감소는 상피세포의 재생률과 간접적으로 관련이 있기 때문에, 각막감각이 저하된 착용자는 산소투과율이 더 높은 렌즈로 다시 피팅하거나, 연장착용에서 매일착용 방식으로 바꾸도록 한다.

- 예후 : 아주 좋다. 회복률은 저산소증이 발생하여 경과된 시간 및 그 정도와 관련이 있지만, 모든 경우에서 충분한 시간이 지나면 결국 각막의 감각이 원상태로 회복된다.

참고문헌 :

[1] Bergenske P and Polse K. (1987). The effect of rigid gas permeable lenses on corneal sensitivity. *J Am Optom Assoc*, **58**(3), 212–215.

[2] Martin X and Safran A. (1988). Corneal hypoesthesia. *Surv Ophthalmol*, **33**(1), 28–40.

[3] Millodot M. (1974). Effect of soft lenses on corneal sensitivity. *Acta Ophthalmol*, **52**(5), 603–608.

[4] Millodot M. (1984). A review of research on the sensitivity of the cornea. *Ophthal Physiol Opt*, **4**(4), 305–318.

6. 염증(무균성각막침윤 ; sterile corneal infiltrates) 및 감염(미생물각막염 ; microbial keratitis)

염증 및 감염은 원인과 처치가 아주 다르기 때문에 정밀하게 감별되어야 한다. 세균배양으로부터 정확한 결과를 얻는데 시간이 많이 소요되고 절차가 복잡하기 때문에, 종종 표 2.1에 자세하게 설명된 것처럼 임상적 징후와 증상에 대한 모형을 사용하여 감별진단을 실시한다.

1) 무균성침윤(Sterile infiltration)

- 발생빈도 : 렌즈를 착용하지 않는 사람의 1%, 렌즈 착용자의 2~10% 정도에서 발생한다. 소프트렌즈 착용자(특히 연장착용하는 사람)에서 발생빈도가 더 높고, 흡연자에서 더 높게 발생한다.
- 조명 : 직접 초점조명(평행육면체 조명법). 깊이를 평가할 때에는 광학절편(optic section) 조명법 사용.
- 원인 : 박테리아, 눈을 감은 상태, 타이트한 렌즈, 저산소증, 렌즈 침착물이나 관리방법 등처럼 다양한 원인에 대한 염증반응. 염증세포가 윤부혈관으로부터 이동하여 각막에 하얀 반점을 형성한다.

표 2.1 무균성 및 감염성 각막염

무균성각막염(Sterile keratitis)	감염성각막염(Infective keratitis)
무균성으로 추정	감염성으로 추정
염증 반응	감염 과정
주변부/중간주변부 병변	중심주변부/중심부 병변
병변부위가 1~2 mm 정도	병변 부위가 1.5 mm 이상
원 모양	불규칙한 모양
경미한 통증	통증이 증가 : 심할 수도 있음
상피 - 이상이 없거나 얼룩을 보임	상피 얼룩이 침윤 부위를 덮음
경미한 유루	심한 유루
약하거나 중간 정도의 충혈	중간이거나 심한 정도의 충혈
기질의 앞쪽만 영향을 받음	기질의 앞쪽에서 중간 정도까지 영향을 받음
경미한 각막 화농	심하고 진행성 각막 화농
전방 반응이 최소 상태	전방 부유물 및 가끔 전방 축농

- 증상 : 없는 경우가 종종 있다. 이물감, 경미한 불편감, 수명 및 유루

- 징후 : 일반적으로 윤부에서 상피 아래쪽에 불투명한 국소 반점이 생긴다. 4가지 유형이 있다 :
  1. 자각 증상이 없는 침윤성 각막염(Asymptomatic infiltrate keratitis ; AIK). 렌즈를 착용하지 않는 사람에서도 발생하고 매일착용이나 연장착용 방식으로 렌즈를 착용하는 사람에서 발생한다. 각막의 곳곳에서 국소적이고 가끔 얼룩이 없는 침윤이 발견되며 자각적으로 느끼지 못한다. 원인은 알려지지 않지만, 콘택트렌즈 착용이나 사용하는 관리용액에 대한 반응으로 발생한 낮은 수준의 염증과 연관될 수 있다.
  2. 침윤성 각막염(Infiltrate keratitis ; IK). 렌즈를 착용하지 않는 사람이나 매일착용 및 연장착용 방식으로 렌즈를 착용하는 사람에서 발생한다. 보통 얼룩이 없고 국소적인 윤부 침윤이 일반적으로 4~8시 방향에서 발생한다. 포도상구균의 외독소 배출과 관련이 있는 것으로 보인다. 안검의 위생상태를 측정할 필요가 있다.
  3. 콘택트렌즈 유발 주변부궤양(Contact lens induced peripheral ulcer ; CLPU). 소프트콘택트렌즈를 연장착용하는 사람에서만 보인다. 상피의 두께감소로 인해 침윤부위가 얼룩지고 침윤부위는 주로 상안검 밑의 위쪽 주변부에 위치한다. 포도상구균의 독소나 렌즈에 군집하는 다른 그람 양성균의 독소가 원인으로 보인다. 안검 위생상태의 측정이 요구되며 매일착용 방식으로 렌즈를 사용한다.
  4. 콘택트렌즈 유발 급성눈충혈(Contact lens induced acute red eye ; CLARE). 소프트렌즈를 연장착용하는 사람에서만 관찰된다. 침윤이 염색되는 경우는 드물며, 충혈이 신속하게 사라지며, 보통 윤부와 근접한 모든 사분면(quadrant)에 위치한다. 심한 결막충혈이 수반되며 50% 정도에서 재발된다. 타이트하게 피팅된 렌즈와 결합하여 렌즈와 렌즈케이스에 군집하는 그람음성균(예, 녹농균〈pseudomonas〉)의 존재가 원인으로 추정된다. 안검 위생상태에 대한 측정이 요구되며, 더 루즈한 렌즈로 다시 피팅하거나 매일착용 방식으로 렌즈를 사용하도록 한다.

- 관리 : 발생 원인에 따라 달라진다. 4~21일 동안 렌즈 착용을 중지하고, 연장착용을 매일착용 방식으로 바꾸고, 정해진 주기로 교체하는 렌즈를 사용하며, 관리용액을 바꾸고, 안검의 위생상태를 측정하고, 렌즈를 루즈하게 피팅하거나 산소투과율이 높은 재질로 바꾼다. 초기의 염증을 완화시키기 위해 짧은 기간에 걸쳐 국소 스테로이드제의 처방이 필요한 경우도 있다.

- 예후 : 아주 좋다. 거의 대부분의 사람은 염증이 발생하고 2~3주 이내에 부작용이 남아있지 않은 상태에서 렌즈를 다시 착용할 수 있다. 침윤이 재발하기 쉬운 사람도 있으며, 그러한 사람은 연장착용 방식을 중단해야 한다. 콘택트렌즈 유발 주변부궤양을 경험한 사람은 반흔이 남을 것이다.

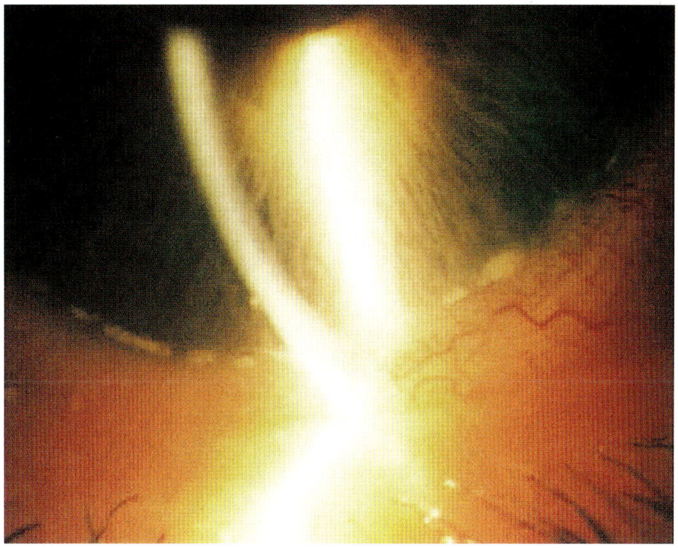

그림 2.55 연장착용 렌즈를 사용하는 사람에서 발생한 주변부침윤각막염(Marginal infiltrate keratitis). (사진제공 : Ian Cox)

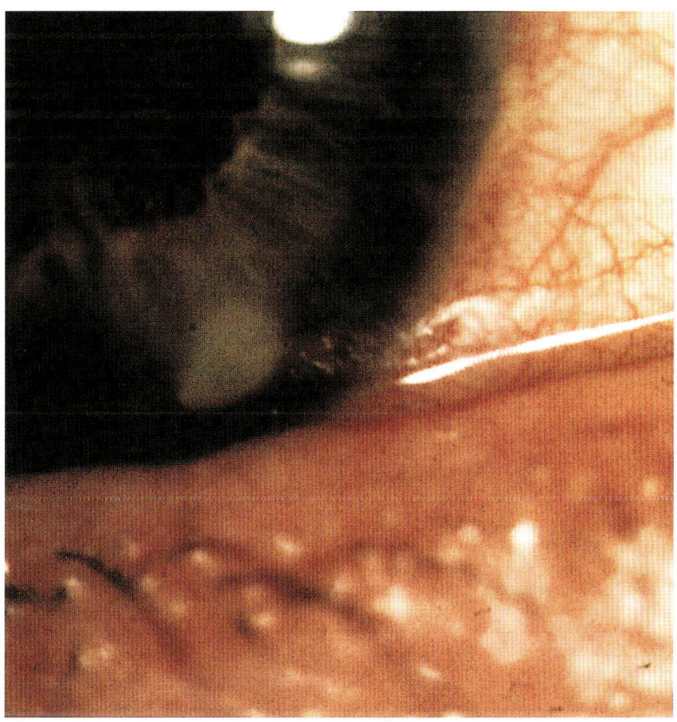

그림 2.56 매일착용 렌즈를 사용하는 사람에서 발생한 커다란 주변부침윤(Peripheral infiltrate).

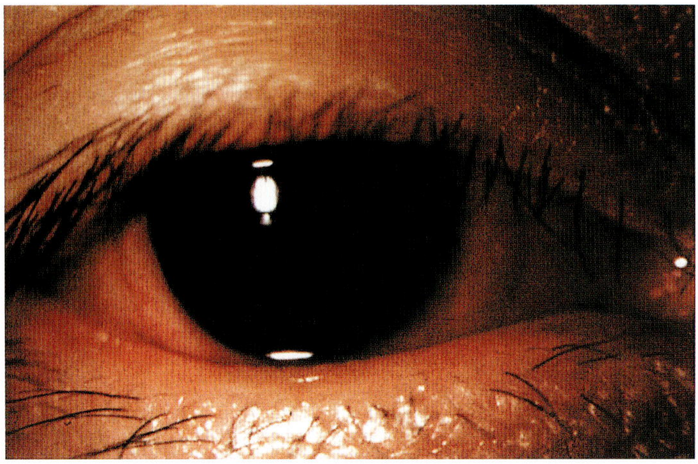

그림 2.57 연장착용 렌즈를 사용하는 사람에서 발생한 콘택트렌즈 유발 급성눈충혈(CLARE) 반응.

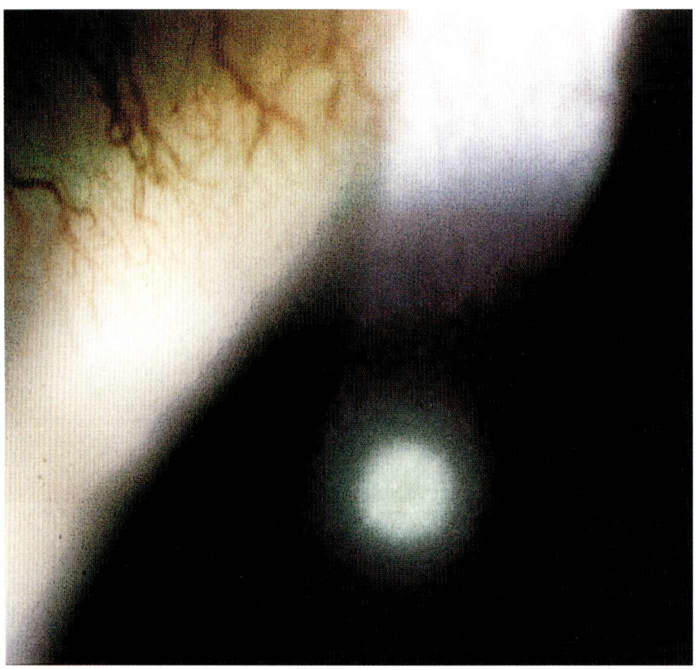

그림 2.58 연장착용 렌즈를 사용하는 사람에서 발생한 콘택트렌즈 유발 주변부궤양(CLPU). 반흔이 평평하고 조직결손이 없다. (사진제공 : Karen MacDonald)

참고문헌 :

[1] Bates A, Morris R, Stapleton F, Minassian D and Dart J. (1989). Sterile corneal infiltrates in contact lens wearers. *Eye*, **3**, 803–810.

[2] Cutter G, Chalmers R and Roseman M. (1996). The clinical presentation, prevalence and risk factors of focal corneal infiltrates in soft contact lens wearers. *CLAO J*, **22**(1), 30–37.

[3] Donshik P. (1998). Peripheral corneal infiltrates and contact lens wear. *CLAO J*, **24**(3), 134–136.

[4] Efron N. (1997). Contact lens-induced sterile infiltrate keratitis. *Optician*, **214**(5608), 16–22.

[5] Grant T, Chong M, Vajdic C, Swarbrick H *et al*. (1998). Contact lens induced peripheral ulcers during hydrogel contact lens wear. *CLAO J*, **24**(3), 145–151.

[6] Holden B, La Hood D, Grant T *et al*. (1996). Gram negative bacteria can induce contact lens related acute red eye(CLARE) responses. *CLAO J*, **22**(1), 47–52.

[7] Silbert J. (1994). The role of inflammation in contact lens wear. In *Anterior Segment Complications of Contact Lens Wear*, Vol. 1(ed. Silbert J), pp. 123–141. Churchill Livingstone Inc, New York.

[8] Stapleton F, Dart J and Minassian D. (1993). Risk factors with contact lens related suppurative keratitis. *CLAO J*, **19**(4), 204–210.

[9] Suchecki J, Ehlers W and Donshik P. (1996). Peripheral corneal infiltrates associated with contact lens wear. *CLAO J*, **22**(1), 41–46.

[10] Willcox M *et al*. (1995). Culture negative peripheral ulcers are associated with bacterial contamination of contact lenses. *Invest Ophthalmol Vis Sci*, **36**(4), S152.

[11] Willcox M, Thakur A and Holden B. (1998). Some potential pathogenic traits of gram-negative bacteria isolated during ocular inflammation and infections. *Clin Exp Optom*, **81**(2), 56–62.

2) 감염(미생물각막염 ; Microbial keratitis)

- 발생빈도 : 매일착용 소프트렌즈의 사용자는 0.04%, 연장착용 소프트렌즈 사용자는 0.2% 정도에서 발생한다.

- 조명 : 직접 초점조명(평행육면체). 깊이를 판단하기 위해서는 광학절편(Optic section) 조명법을 사용한다.

- 원인 : 면역력이 저하된 각막에 세균, 바이러스, 진균 또는 아메바가 침입하여 발생한다. 일반적으로 저산소증이나 상피파괴가 선행된다. 흔히 오염된 렌즈케이스에서 병원균이 배양된다.

- 증상 : 심한 통증, 수명, 유루 그리고 충혈.

- 징후 : 심한 충혈, 상피 얼룩, 국소적인 조직괴사와 전방의 빈번한 반응.

- 관리 : 렌즈 착용을 중단하고, 즉시 의학적 조치를 취한다. 일반적으로 항생제(antibiotics)나 항균제(fluoroquinolone agent)를 강하게 처치한다.

- 예후 : 발병 초기단계에서 진단을 받고 처치가 실시되었다면 보통 좋은 편이다. 종종 원인균에 따라 달라진다. 모든 경우에 흉터가 남게 된다. 대다수에서 렌즈를 다시 착용할 수 있다.

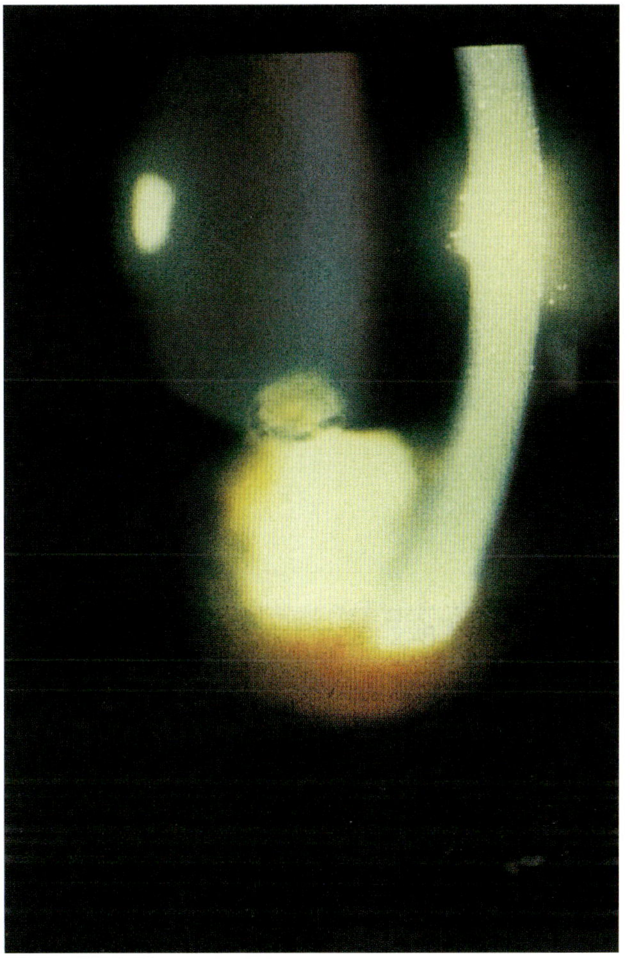

그림 2. 59 녹농균에 의한 각막궤양의 초기 단계. 병변의 중심부에서 구멍이 보인다.

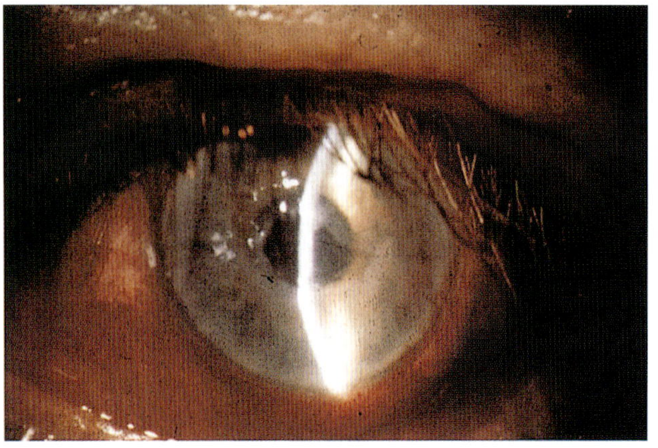

그림 2.60 녹농균에 의한 각막궤양의 말기. 각막의 중심부에서 조직의 손실상태가 주목된다. (사진제공 : Anthony Cullen)

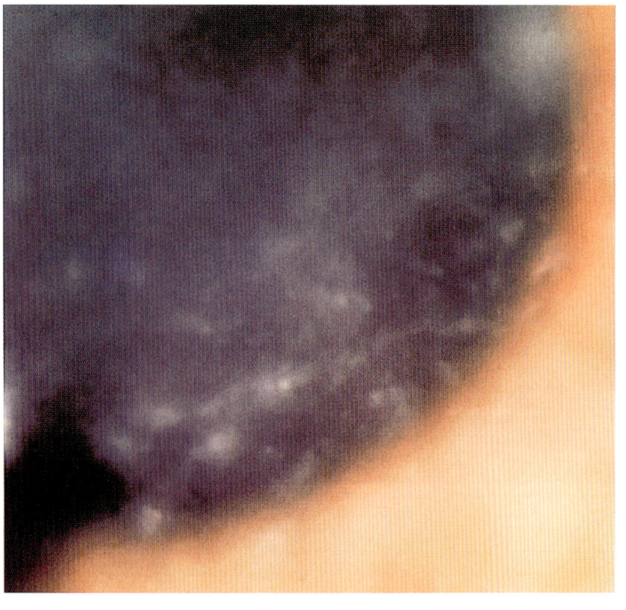

그림 2.61 가시아메바(acanthamoeba)에 의한 각막궤양의 초기. 이 사람에서 보이는 각막의 징후로 예상되는 것과 달리 아주 심한 통증이 수반된다. (사진제공 : Michael DePaolis)

참고문헌 :

[1] Bennett H, Hay J, Kirkness C, Seal D and Devonshire P. (1998). Antimicrobial management of presumed microbial keratitis : guidelines for treatment of central and peripheral ulcers. *Brit J Ophthalmol*, **82**, 137–145.

[2] Cheng KH, Leung SL, Hoekman HW *et al*. (1999). Incidence of contact lens associated microbial keratitis and its related morbidity. *Lancet*, **354**, 181–185.

[3] Dart J, Stapleton F and Minassian D. (1991). Contact lenses and other risk factors in microbial keratitis. *Lancet*, **338**, Sept, 650–653.

[4] Dart J. (1993). The epidemiology of contact lens related disease in the United Kingdom. *CLAO J*, **19**(4), 241–246.

[5] Dart J. (1997). The inside story : why contact lens cases become contaminated. *Contact Lens & Ant Eye*, **20**(4), 113–118.

[6] Efron N. (1997). Contact lens–induced microbial infiltrate keratitis. *Optician*, **214**(5617), 24–32.

[7] Poggio E et al. (1989). The incidence of ulcerative keratitis among users of daily–wear and extended–wear soft contact lenses. *New Eng J Med*, **321**(12), 779–783.

[8] Schein O, Glynn R, Poggio S, Seddon J and Kenyon K. (1989). The relative risk of ulcerative keratitis among users of daily–wear and extended–wear contact lenses. *New Eng J Med*, **321**(12), 773–778.

[9] Weissman B and Mondino B. (1994). Ulcerative bacterial keratitis. In *Anterior Segment Complications of Contact Lens Wear*. Vol. 1(ed. Silbert J), pp. 247–269. Churchill Livingstone Inc, New York.

7. 콘택트렌즈의 이상상태(Lens abnormalities)

1) 콘택트렌즈 침착물(Contact lens deposition)

- 발생빈도 : 아주 흔하다. 하이드로겔 렌즈의 80% 정도에서 짧은 기간에 상당한 정도로 침전된다. 사후관리를 위한 방문에서 30% 정도는 침전물과 관련된 합병증을 치료하는 것과 관련된다.

- 조명 : 직접초점조명(평행육면체조명) 또는 확산조명.

- 원인 : 착용자와 관련된 요인 - 눈물층의 질과 양, 위생상태 및 렌즈 관리방법.
  재질과 관련된 요인 - 함수율, 표면 전하, 폴리머의 성분 및 렌즈 사용기간.
  자연적으로 발생하는 렌즈 침착물은 주로 지질이며, 음전하를 갖는 이온성 렌즈는 주로 단백질이 부착된다.

- 증상 : 시력, 착용감 및 착용시간이 감소한다.

- 징후 : 다양하다. 많은 침착물은 눈에 띠지 않는다. 가끔 렌즈의 습윤성이 불량한 상태를 보인다. 침착물은 넓게 막(films)이나 코팅(coatings) 또는 격리되고 분리된 침전으로 분류할 수 있다.

- 관리 : 계면활성세척제나 효소분해세척제를 사용하여 관리방법을 가장 적합한 상태로 바꾼다. 침전이 생기지 않는 재질로 바꾸거나, 자주 교체하는 렌즈나 디스포저블 렌즈로 바꾼다. 하드렌즈에 대해서도 마찬가지다.

- 예후 : 자주 교체하는 방식의 렌즈로 바꾸면 예후가 아주 좋다. 렌즈의 재질이나 관리방법에 관계없이 렌즈의 침전으로 계속 문제가 발생하는 착용자도 있다.

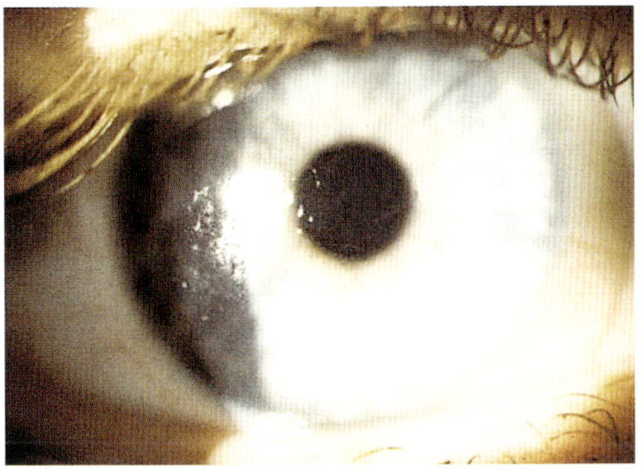

그림 2.62 습윤상태가 양호하지 못한 소프트렌즈. 이 고함수 소프트 렌즈는 8개월 동안 사용한 것이고 계면활성 세척제를 한 번도 사용한 적이 없다.

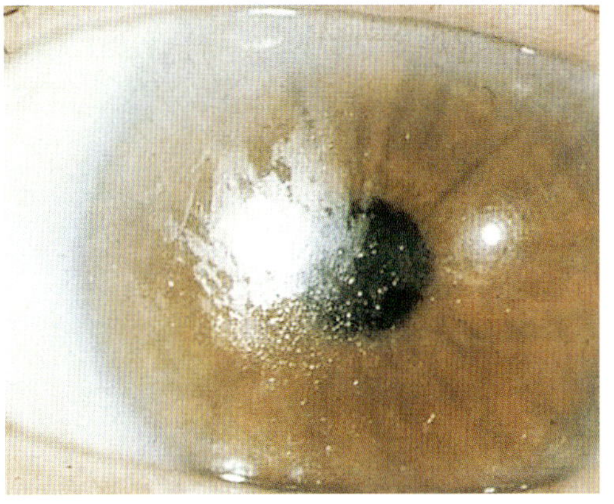

그림 2.63 소프트렌즈에 단백질 막이 침전된 모습. (사진제공 : Charles Slonim)

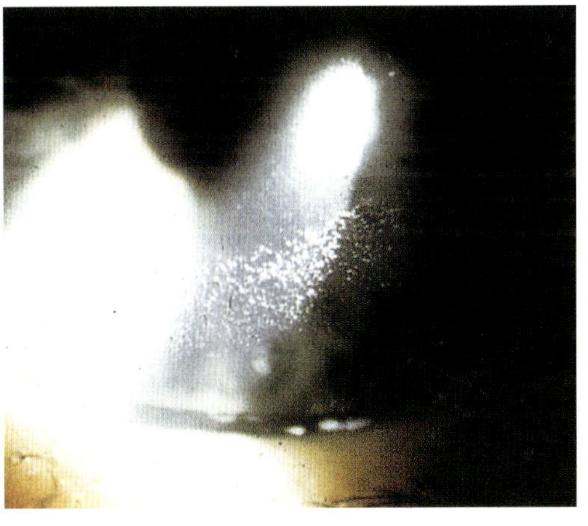

그림 2.64 소프트렌즈에 지질 막이 침전된 모습.

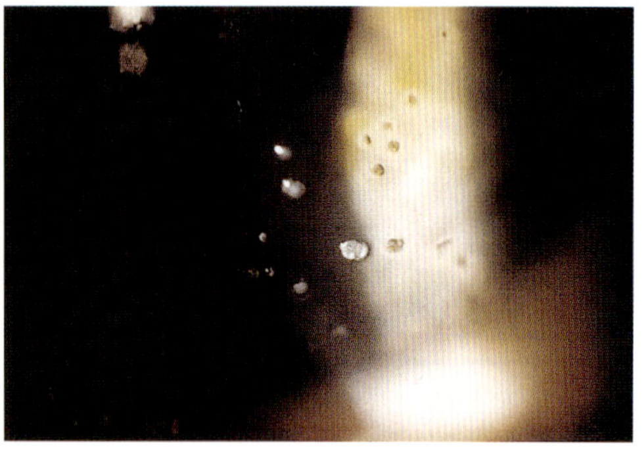

그림 2.65 소프트 렌즈에 젤리덩어리(Jelly bumps)가 침전된 모습. 이 침착물의 90% 정도는 지질 성분이다.

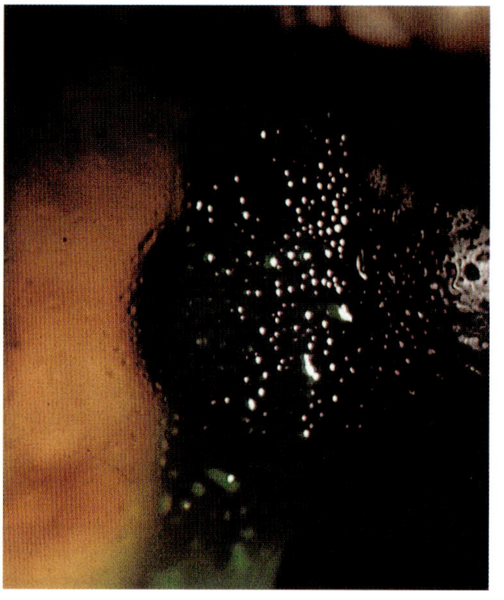

그림 2.66 기름기 있고, 습윤성이 없는 하드렌즈. 일부 착용자에서 렌즈의 소재에 지질 성분이 침착되는 것을 방지하기 위하여 알콜(isopropyl alcohol) 성분이 포함된 계면활성세척제를 사용해야 한다. 만약 새로 교체한 렌즈에서도 이러한 양상이 보인다면 이것은 렌즈의 마지막 제조공정에서 광택연마가 양호하지 못했거나 접착제를 완전히 제거하지 못한 점이 원인일 수 있다.

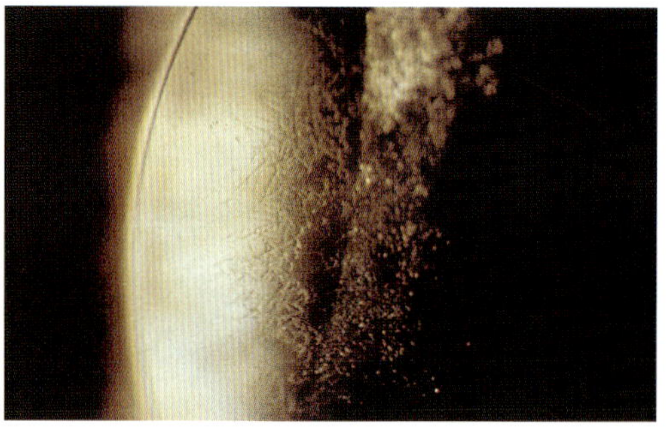

그림 2.67 RGP 콘택트렌즈의 표면에 플라그(Plaque)가 형성된 모습. 이러한 침착물은 주로 지질과 점액으로 구성된다고 생각된다. (사진제공 : Patrick Caroline)

참고문헌 :

[1] Bontempo A and Rapp J. (1994). Lipid deposits on hydrophilic and rigid gas permeable contact lenses. *CLAO J*, **20**(4), 242–245.

[2] Hart D, Tidsale R and Sack R. (1986). Origin and composition of lipid deposits on soft contact lenses. *Ophthalmol*, **93**(4), 495–503.

[3] Jones L. (1993). Contact lens deposits : their causes and control. *Contact Lens J*, **20**(1), 6–13.

[4] Jones L, Franklin V, Evans K, Sariri R and Tighe B. (1996). Spoilation and clinical performance of monthly vs. three monthly disposable contact lenses. *Optom Vis Sci*, **73**(1), 16–21.

[5] Jones L, Evans K, Sariri R, Franklin V and Tighe B. (1997). Lipid and protein deposition of N–vinyl pyrrolidone containing group Ⅱ and group Ⅳ frequent replacement contact lenses. *CLAO J*, **23**(2), 122–126.

[6] Leahy C, Mandell R and Lin S. (1990) Initial in vivo tear protein deposition on individual hydrogel contact lenses. *Optom Vis Sci*, **67**(7), 504–511.

[7] Maissa C, Franklin V, Guillon M and Tighe B. (1998). Influence of contact lens material surface characteristics and replacement frequency on protein and lipid deposition. *Optom Vis Sci*, **75**(9), 697–705.

[8] McMonnies C. (1991). Surface deposit theory and practice. *J Brit Contact Lens Assoc*, **14**(4), 179–182.

[9] Minarik L and Rapp J. (1989). Protein deposits on individual hydrophilic contact lenses: effects of water and ionicity. *CLAO J*, **15**(3), 185–188.

[10] Rapp J and Broich J. (1984). Lipid deposits on worn soft contact lenses. *CLAO J*, **10**(3), 235–239.

[11] Sack R, Jones B, Antignani A, Libow R and Harvey H. (1987). Specificity and biological activity of the protein deposited on the hydrogel surface. *Invest Ophthalmol Vis Sci*, **28**(5), 842–849.

[12] Tighe B, Bright A and Franklin V. (1991). Extrinsic factors in soft contact lens spoilation. *J Brit Contact Lens Assoc*, **14**(4), 195–200.

[13] Tighe B and Franklin V. (1997). Lens deposition and spoilation. In *The Eye in Contact Lens Wear*, Vol. 1(ed. Larke J), pp. 49–100. Butterworth–Heinemann, Oxford.

[14] Tripathi R, Tripathi B and Silverman R. (1994). Morphology of lens deposits and causative effects. In *Contact Lens Practice*. Vol. 1(eds Ruben M and Guillon M), pp. 1099–1117. Chapman and Hall, London.

2) 손상(Damage)

- 발생빈도 : 알려지지 않음. 새로운 착용자나 원시자에서 발생빈도가 더 높은데, 그 이유는 렌즈를 적절하게 다룰 수 있는 능력이 부족하거나 렌즈가 적절한 위치를 유지하기 어렵기 때문이다. 일반적으로 렌즈의 수명은 렌즈의 산소투과율과 관련되며, 산소투과율이 높은 렌즈는 매일착용 방식으로 사용할 때 수명이 더 짧다.

- 조명 : 확산조명이나 직접초점조명(평행육면체 조명법).

- 원인 : 일반적으로 렌즈 관리상태가 부적절하거나 렌즈케이스에 렌즈의 가장자리가 끼였을 때 발생한다.

- 증상 : 일반적으로 없다. 가끔 미세한 자극감이나 이물감이 느껴지고 렌즈를 제거하면 사라진다.

- 징후 : 렌즈 내부가 갈라지거나 금이 가며, 렌즈 가장자리의 일부가 떨어져나갈 수 있다. 종종 렌즈의 손상된 부위 근처에서 각막 얼룩이 나타난다.

- 관리 : 렌즈를 교체하고 렌즈의 관리요령을 다시 숙지시킨다.

- 예후 : 아주 좋다. 만약 렌즈가 계속 손상된다면, 자주 교체하는 방식의 렌즈로 바꿀 것을 검토한다.

참고문헌 :

[1] Dougal J. (1992). Abrasions secondary to contact lens wear. In *Complications of Contact Lens Wear*. Vol. 1(ed. Tomlinson A), pp. 123-156. Mosby Year Book, St Louis.

[2] Jones L, Woods C and Efron N. (1996). Life expectancy of rigid gas permeable and high water content contact lenses. CLAO J, **22**(4), 258-261.

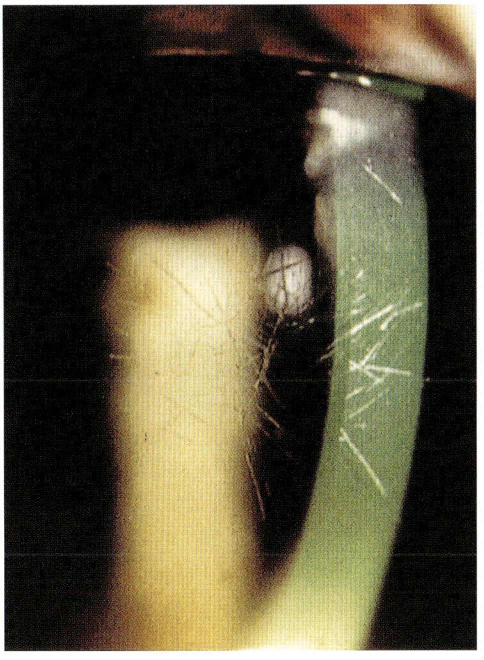

그림 2.68 긁힌 자국이 있는 RGP 렌즈.

그림 2.69 가장자리가 파손된 PMMA 렌즈. 이 렌즈는 착용자가 파손된 상태를 알지 못하고 계속 착용하였다.

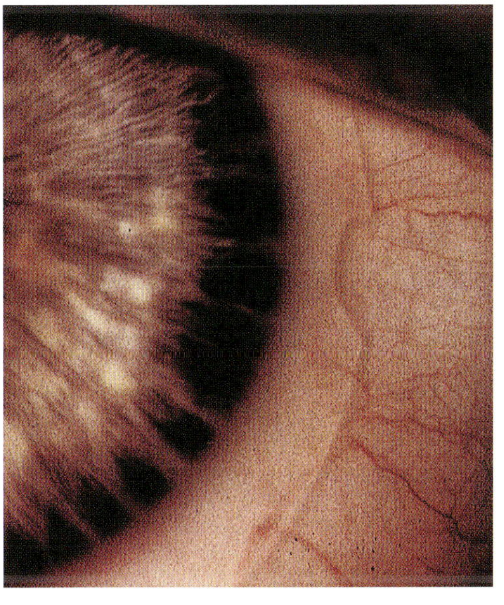

그림 2.70 가장자리의 일부가 떨어져나간 소프트렌즈.

콘택트렌즈와 관련된 부작용에 관하여 아래에 열거한 참고문헌을 포함하여 다른 교재에서 찾아볼 수 있다. 관심이 있는 독자는 더 많은 정보를 얻을 수 있는 아래의 참고문헌을 활용하기 바란다.

[1] Anderson J, Davies I, Kruse A *et al*. (1995). *A Handbook of Contact Lens Management*. Vistakon, Jacksonville.

[2] Brennan N and Bruce A. (1995). *A Guide to Clinical Contact Lens Management*. CIBA Vision, Atlanta.

[3] Bruce A and Brennan N. (1990). Corneal pathophysiology with contact lens wear. *Surv Ophthalmol*, **35**(1), 25–58.

[4] Covey M and Munro F. (1999). Differential diagnosis in contact lens aftercare. *Optician*, **217**(5691), 24–32.

[5] Efron N. (1999). *Contact Lens Complications*. Butterworth–Heinemann, Oxford.

[6] Silbert J. (1994). *Anterior Segment Complications of Contact Lens Wear*. Churchill Livingstone Inc, New York.

[7] Stapleton F and Dart J. (1995). Management of contact lens related disease. *Optician*, **210**(5530), 21–26.

[8] Tomlinson A. (1992). *Complications of Contact Lens Wear*. Mosby Year Books, St Louis.

색 인

INDEX

A

B

C

D

E

F

G

H

I

J

K

L

M

N

O

P

R

S

T

V

역자 소개

▸▸ 마기중 Ph.D

을지대학교 보건대학원 안경광학과 학과장
국제콘택트렌즈교육자협의회 평의원(IACLE)(2000년 ~ 현재)
대한시과학회 수석부회장 및 편집위원장
호주뉴사우스웨일즈대학 각막 및 콘택트렌즈연구소 방문연구(2002)
서울보건대학 안경광학과 교수 역임(1989 ~ 2004)
대한안경사협회 학술이사 및 교육이사 역임

▸▸ 조정곤 MD

예본안과 네트워크 대표원장
대한 안과 전문의
대한 안과학회 정회원
미국 안과학회 회원
한국 백내장 · 굴절수술학회(KSCRS) 회원
미국 백내장 · 굴절수술학회 회원
한국 콘택트렌즈 연구회 정회원
미국 콘택트렌즈 연구회 회원

콘택트렌즈 부작용의 이해와 관리

초판인쇄 / 2007년 12월 4일

저　　자 / Lyndon W. Jones · Deborah A. Jones
역　　자 / 마기중 · 조정곤
발 행 인 / 윤진영
발 행 소 / 도서출판 대학서림

주　　소 / 서울시 종로구 혜화동 78-2
전　　화 / (02) 763 - 1220, (02) 745 - 1220
팩　　스 / (02) 744 - 1210
등록일자 / 1965. 1. 20
등록번호 / 1 - 88

ISBN / 978 - 89 - 8016 - 684 - 8 93510

정 가 / 18,000원

Http://www.daihaks.com